당당하고
　　　나답게
자랄 거야

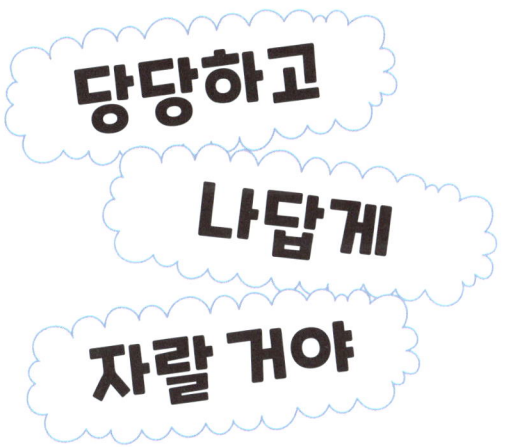

당당하고 나답게 자랄 거야

정수임 글 | 김재희 그림

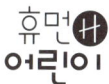

여는 글

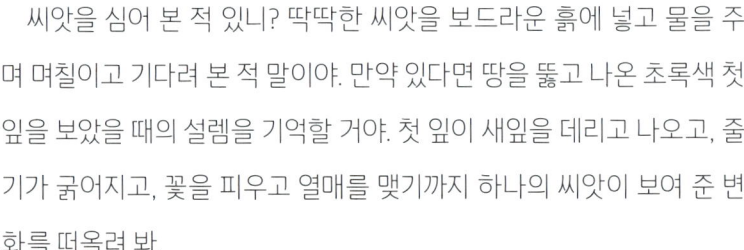
나답게 자라는 시간

씨앗을 심어 본 적 있니? 딱딱한 씨앗을 보드라운 흙에 넣고 물을 주며 며칠이고 기다려 본 적 말이야. 만약 있다면 땅을 뚫고 나온 초록색 첫 잎을 보았을 때의 설렘을 기억할 거야. 첫 잎이 새잎을 데리고 나오고, 줄기가 굵어지고, 꽃을 피우고 열매를 맺기까지 하나의 씨앗이 보여 준 변화를 떠올려 봐.

사실 너도 씨앗처럼 하루하루 달라지고 있어. 몸만 달라지는 게 아니라 마음도 함께 달라져. 사춘기가 되면 이런 변화가 더 빠르게 찾아오지. 스스로 눈치채지 못할 수도 있고, 너무 달라진 모습에 당황스러울 수도 있어. 하지만 이런 변화를 미리 알고 준비하면 훨씬 편해질 거야.

이 책을 읽으면 너에게 다가올 변화를 알 수 있어. 달라지는 몸, 달라지는 마음, 달라지는 관계까지, 이미 너에게 다가왔거나 앞으로 다가올 변화를 하나씩 살펴볼 예정이거든. 그렇다고 엄청난 비밀이 있는 건 아니야. 너와 네 주변 사람 모두가 겪는 일이라 이미 알고 있을 수도 있어. 하지만 부끄러워서 말하기 어렵거나, 어떻게 말을 꺼내야 할지 막막한 이야기도 있잖아! 그럴 때 이 책을 펼쳐 봐. 그러면 모두가 비슷한 고민을 한다는 걸 알게 될 거야.

　잎을 틔운 새싹이 어떤 모습으로 자라날지는 아무도 몰라. 같은 종류의 씨앗이라도 모두 다른 모양으로 피어나거든. 세상에는 온통 다른 것뿐이지만, 그 덕분에 더 다양한 모습으로 가득하지.

　우리도 마찬가지야. 당연히 모두 달라. 그러니까 남과 비교하거나 남을 의식하며 변화를 두려워하지 않았으면 좋겠어. 비슷하게 달라지는 부분도 있지만, 너만의 개성으로 더 돋보이는 부분도 있을 테니까!

　자, 이제 너에게 다가올 변화를 만나러 가 볼까? 이 변화가 새싹을 기다리는 마음처럼 설렘이 되길 바라!

정수임

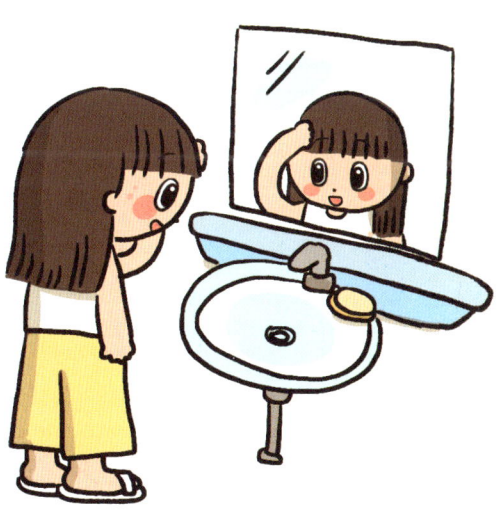

차례

여는 글 나답게 자라는 시간   4

1장
몸의 변화 살펴보기

1. 이게 다 호르몬 때문이야!   12
 – 반갑다, 친구야! 너의 이름은?   14

2. 가슴이 자꾸 불편하고 아파   18
 – 나에게 맞는 브래지어 찾기   20

3. 키 말고도 자라는 게 또 있어   24
 – 음경과 음낭에 관한 이야기   26

4. 속옷에 낯선 액체가 묻었어   30
 – 내 몸이 보내는 '신호'   32

5. 생리가 축하할 일이라고?   36
 – 부지런한 친구를 대하는 자세   38

6. 포경 수술, 꼭 해야 할까?   42
 – 나도 잘 모르는 친구 이야기   44

7. 목소리가 이상해서 말하고 싶지 않아 48
- 진짜 목소리를 찾아가는 과정 50

8. 내 피부는 왜 이럴까? 54
- 피부를 위한 노력도 필요한 시기 56

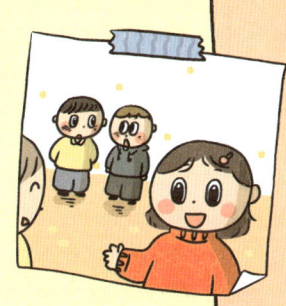

9. 오! 마이 털! 60
- 나고 자라고 사라지는 털 62

10. 자꾸 몸을 만지고 싶어 66
- 내 몸을 아끼고 사랑하는 방법 68

✏️ 내 몸과 환경을 지키는 월경 습관 72

2장
자라나는 마음 돌보기

1. 나는 왜 이렇게 생긴 거죠? 76
- 나다움을 찾아서 78

2. 친구들이 식판을 쳐다보는 것 같아 82
- 몸과 마음은 연결되어 있어 84

3. 나도 짜증 내고 싶지 않아 88
- 몸이 자라는 만큼 마음도 90

4. 알고 있는데, 끊을 수가 없어   94
　– '아뿔싸!' 중독에서 벗어나려면   96

5. 내 취향이 문제일까?   100
　– 덕질이 나쁜 게 아니라   102

6. 친구를 좋아하면 안 되는 걸까?   106
　– 성 정체성이 고민이라면   108

7. 실망시키고 싶지 않아   112
　– 사실 산타 할아버지도 몰랐을   114

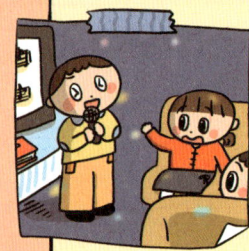

8. 무엇을 하며 살아야 할까?   118
　– 누구나 무엇이든 될 수 있어   120

　✏️ **내 마음을 전해요**   124

3장
소중한 관계 가꾸기

1. 친구, 꼭 필요한 걸까?   130
　– 혼자서도 잘하지만   132

2. 나까지 싫어하면 어떡해?   136
　– 좋은 친구가 되기 위해 노력한다면   138

3. 나만 없어서, 나만 몰라서 142
– '자신감'보다 멋진 건 없어 144

4. 그냥 재미있어서 한 말인데 148
– 혐오의 대상이 된 어린이들 150

5. 남자만 손해 보는 것 같아 154
– 손해가 아닌 평등을 이해하기 위해서 156

6. 쿵쿵! 내 심장 160
– 연애, 해도 될까? 162

7. 헤어지자고 말하기 무서워 166
– 이별하며 성장하기 168

8. 사랑한다고 말하기 어려워 172
– 사랑을 표현할 줄 아는 사람 174

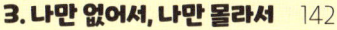 나는 어떤 사람일까? 178

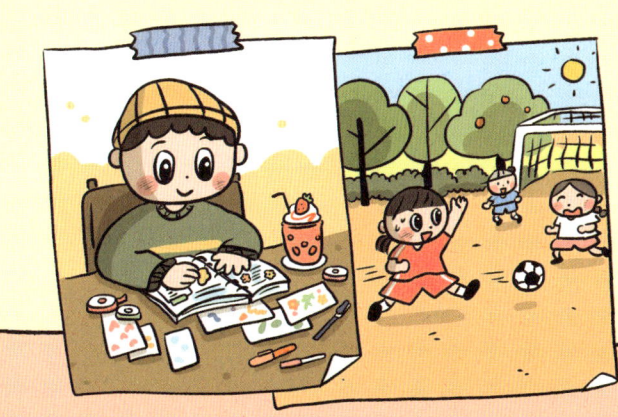

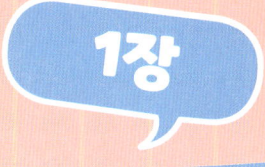

몸의 변화 살펴보기

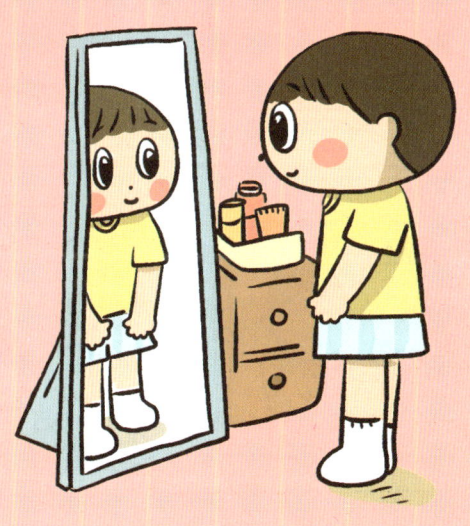

1. 이게 다 호르몬 때문이야!

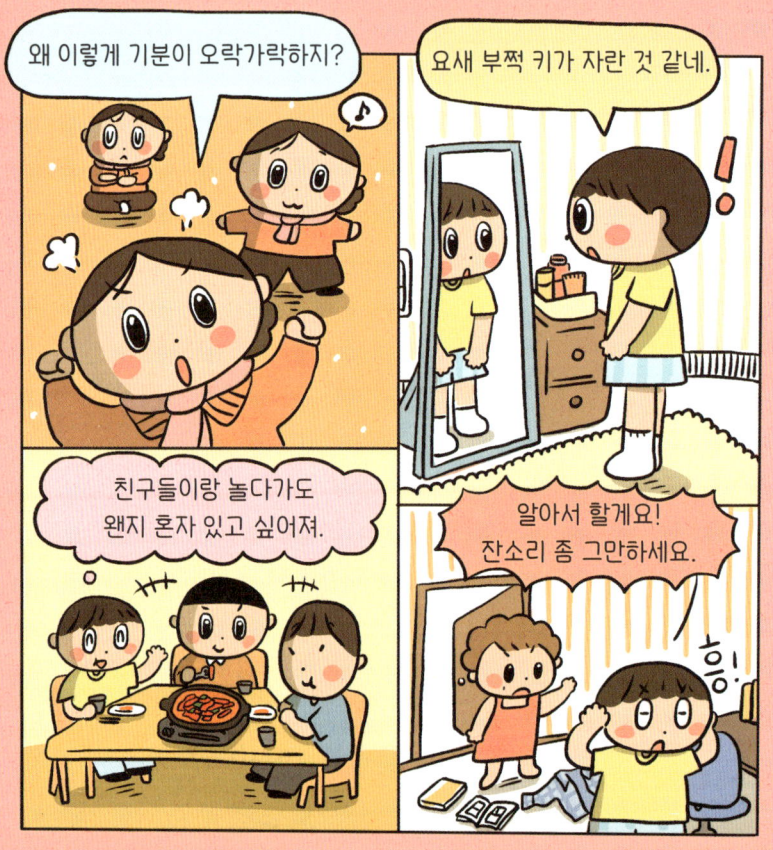

나는 달라진 게 없는 것 같은데,
정말 내가 이상해진 걸까?

달라진 네 모습을 살펴봐

네가 아무리 아니라고 해도 너의 몸과 마음은 이미 변하고 있어. 앞으로는 훨씬 더 많이 변할 거야. 키도 커지고 목소리도 달라질 테지. 생각도 많아지고 짜증이 늘 수도 있어. 아직 잘 모르겠다고? 그렇다면 1~2년 전에 찍은 사진과 지금 거울 속 네 모습을 한번 비교해 봐. 불과 한두 살 차이인데 확실히 달라진 걸 알 수 있을 거야.

이런 변화의 중심에는 성별에 따라 달리 분비되는 '성호르몬'이 있어. 사실 호르몬은 네가 지금보다 더 어렸을 때도 만들어졌고, 지금도 네 몸의 피를 타고 구석구석 전달되고 있지. 누구나 겪는 사춘기라면 "난 사춘기가 아니야!"라고 외치는 대신 네 몸과 마음을 변화시킬 커다란 파도를 당당히 맞이하는 게 어때? 신나고 멋지게 파도를 타고 넘어갈 준비를 해 보자!

몰라도 되지만 알면 더 좋은 호르몬 이야기

이 시기에는 성별마다 다른 종류의 성호르몬이 왕성하게 분비돼. 덕분에 몸에 나타나는 변화에도 차이가 있지. 월경을 하거나 고환이 커지는 것처럼 말이야. 정확한 정보를 모르면 몸에 생긴 이런 변화로 끙끙거리며 고민할 수도 있어. 지금처럼 책을 읽거나 부모님처럼 믿을 수 있는 어른들에게 호르몬에 대해 물어보면 좋겠지?

반갑다, 친구야! 너의 이름은?

손가락을 베이거나 달리기를 하다 넘어지면 우리 몸에서는 빨간 액체가 나와. 그걸 보면 이렇게 외치곤 하지.

"앗! 피다!"

새빨간 피와 달리 **호르몬**은 눈에 보이지 않아. 하지만 우리 몸의 체온이나 혈당을 조절하는 중요한 기능을 해. 호르몬은 우리 몸 곳곳에서 만들어지는데, 대표적인 부위가 뇌의 작은 부분인 뇌하수체와 목 중앙에 위치한 갑상선 같은 기관이야. 이 기관에서 만들어진 호르몬은 혈액을 따라 온몸으로 퍼져 나가. 덕분에 우리 몸은 항상 같은 상태를 유지할 수 있어. 반대로 호르몬의 균형이 깨지면 수면 부족, 소화 불량, 여드름, 두통 같은 문제가 생길 수 있지.

특히 사춘기가 되면 성호르몬이 활발해져서 몸은 물론이

고 마음에도 변화가 생겨. 말투, 행동, 표정까지도 예전과 다른 너를 발견하게 될 거야. 믿기지 않는다고? 그렇다면 이젠 네 몸을 구석구석 살펴봐. 다리와 겨드랑이에 털이 자라고, 피부가 울긋불긋해지고, 친구들과 이야기할 때 낯선 목소리가 나오기도 해.

 '난 전혀 달라지지 않았어!'라고 외치는 것 자체가 사실은 '나, 달라지고 있어!'라고 말하는 것처럼 들리기도 해. 그렇다면 이제 변화를 인정하고, 앞으로 어떻게 하면 네 삶을 좀 더 당당하게 살아갈 수 있을지 함께 공부하고 고민해 보자.

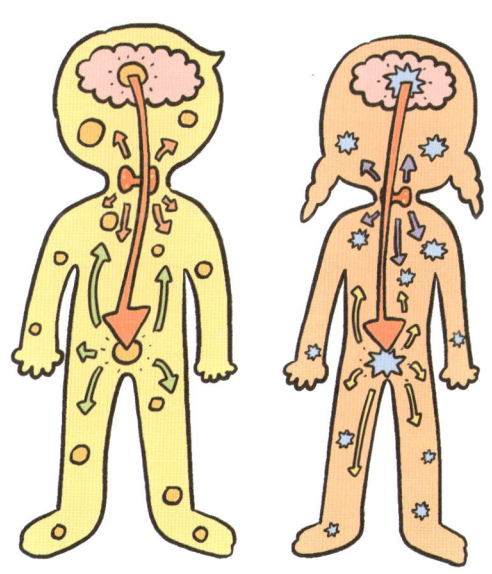

변화를 맞이한 네 모습이 다른 사람에게는 낯설게 느껴질 수 있어. 부모님도 마찬가지야. 네 성장이 기쁘면서도, 달라진 태도에 당황할 수 있거든. 너에게 사춘기가 찾아올 거라는 걸 알았더라도 말이야. 다정했던 말투에 짜증과 불만이 묻어나고, 사랑스럽게 바라보던 눈빛에서 분노를 발견했을 때 부모님도 놀랄 수밖에 없어. 하지만 이런 변화는 네가 '잘 자라고 있다'는 신호야. 이제부터 그 이야기를 함께 나눠 보자.

참! 그 전에 우리 몸에서 아주 중요한 호르몬 두 가지를 먼저 기억해 보자. 흔히 여성호르몬이라고 불리는 **에스트로겐**과 남성호르몬이라고 부르는 **테스토스테론**이야. 여성은 난소에서, 남성은 고환에서 주로 만들어지는 호르몬이지. 이 둘을 **성호르몬**이라고 해. 너의 몸과 마음을 지배할 친구니 이름 정도는 알아 두어야겠지?

우리는 살면서 여러 번의 변화를 겪지만, 이 시기의 변화는 막을 수도 없고 막아서도 안 돼. 네 몸속 피를 타고 유유히 흐르는 호르몬들을 이제는 인정하고 반갑게 맞이해 보자.

"안녕, 내 몸의 호르몬들! 잘 부탁해!"

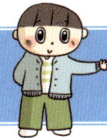 **한 걸음 더**

사춘기 체크리스트를 살펴보고 지금 내 몸과 마음에 어떤 변화가 생기고 있는지 확인해 보자.

☐ 별일이 없어도 짜증이 나거나 기분이 자주 달라진다.
☐ 갑자기 키가 크거나 몸의 변화가 느껴진다.
☐ 혼자 있고 싶다가도 외로워서 친구들과 함께 있고 싶다.
☐ 부모님이나 어른들의 말에 괜히 반항하고 싶다.
☐ 예전보다 나에 대해 더 많이 생각한다.

2. 가슴이 자꾸 불편하고 아파

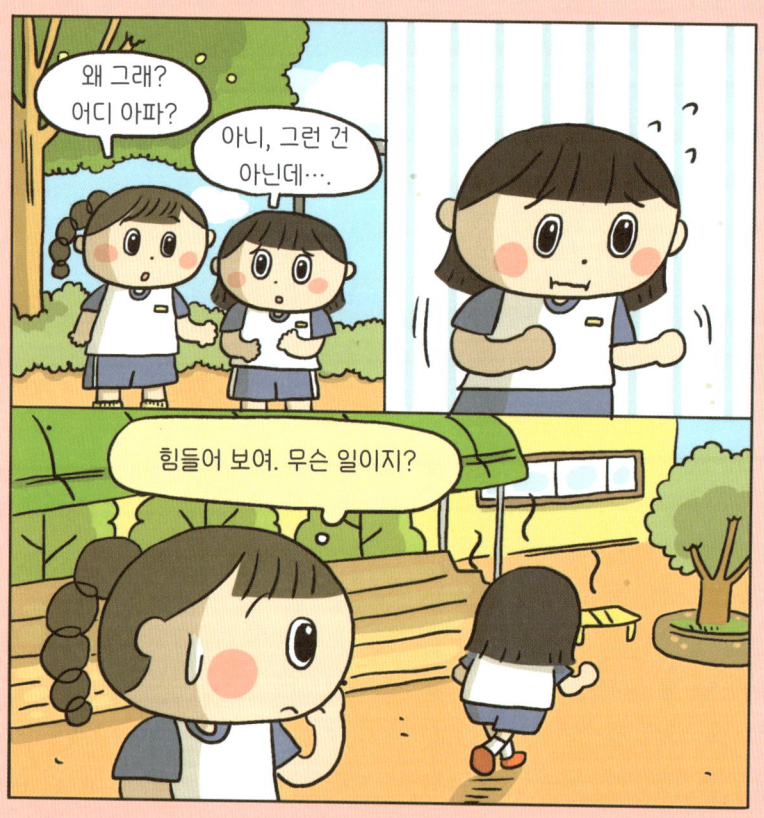

가슴이 자라면서 불편하고 아픈데
어떻게 해야 할지 모르겠어.

기능성 브래지어 착용하기

가슴 몽우리가 생기기 시작하면 일상적인 움직임이 불편하게 느껴질 수 있어. 전과 달리 달리기를 할 때 가슴이 흔들리는 게 신경 쓰이거나 아플 수도 있지. 그럴 때는 브래지어를 한번 착용해 봐. 요즘은 자세를 잡아 주고, 움직일 때 불편함이 적은 기능성 브래지어도 많이 나와 있어. 브래지어를 꼭 착용해야 하는 건 아니지만, 내 몸과 상황에 맞게 활용한다면 가슴이 자라면서 생기는 불편함을 덜 수 있어.

아프면 꼭 병원에 가기

사춘기에 접어들면서 가슴이 자라고, 그로 인해 통증을 느끼는 건 자연스러운 일이야. 하지만 혹시라도 통증이 심하다면 부모님이나 선생님께 말씀드리고 꼭 병원에 가 보자. 성장통이 아니라 다른 문제 때문일 수도 있으니까.

자세 바르게 하기

처음 겪는 몸의 변화가 낯설겠지만, 부끄러워하지는 마. 가끔 가슴이 커지는 게 부끄러워서 몸을 움츠리거나 고개를 숙이고 다니는 친구들도 있는데, 그러면 어깨가 굽거나 체형 불균형이 생길 수 있어. 잘못된 자세로 다니면 키가 자라는 데 안 좋은 영향을 주기도 한대. 항상 당당하고 바른 자세로 지내야 몸도 마음도 쑥쑥 잘 클 수 있다는 거, 기억해!

나에게 맞는 브래지어 찾기

　유두와 **유륜**이라는 말을 들어 봤니? 유두는 콩알만 한 크기로 가슴 양쪽에 콕콕 위치해. 사람에 따라 크기도 모양도 조금씩 다른데, 어떤 사람들은 납작하고 어떤 사람들은 뾰족하고 또 어떤 사람들은 약간 움푹하게 들어가 있기도 해. 유륜은 유두 주변에 둥글게 퍼져 있는 부분이야. 유두를 부드럽게 감싸고 있는 동그란 테두리 같은 거지.

　성별에 상관없이 모든 사람은 유두와 유륜을 가지고 있어. 그런데 사춘기가 되면 성별에 따라 차이가 드러나지. 여자아이들은 유두 아래에 뭔가가 잡히는 느낌이 들 수도 있어. 하지만 걱정할 필요는 없어. 드디어 우리 몸이 가슴 조직과 젖샘을 만들 준비가 되었다는 신호거든.

　유두 아래 잡히는 이 부분을 **가슴 몽우리**라고 불러. 몽우리

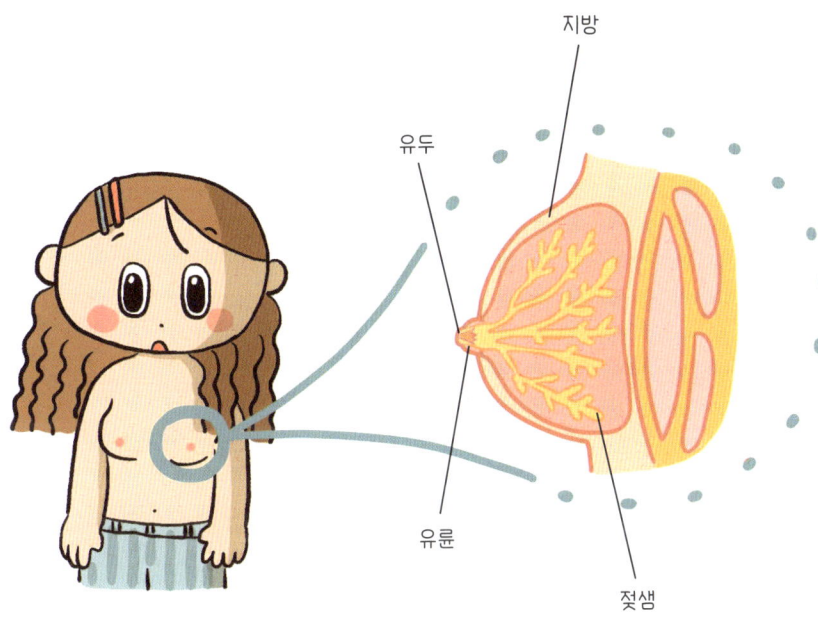

가 생기는 시기엔 가슴이 아플 수도 있고 옷이 닿으면 따갑다고 느낄 수도 있어. 언니도, 엄마도, 이모도, 고모도, 할머니도 그리고 바로 네 옆의 짝도 모두 이런 경험을 했거나 지금 겪고 있을 거야. 하지만 아직 가슴이 다 자란 건 아니야. 가슴 몽우리가 생긴 뒤에도, 어른처럼 가슴이 다 자라려면 시간이 조금 더 필요해.

가슴 몽우리가 생기면 일상생활에서 불편함을 느낄 수 있어. 예를 들어, 달리기를 할 때 가슴이 흔들리는 게 신경 쓰이거나 다른 사람과 몸이 닿는 게 불편할 수도 있어. 심지어 통증이 생길 수도 있지. 하지만 부끄러워할 일은 아냐. 우리 몸이 잘 자라고 있다는 신호니까.

가슴에 이런 변화가 생기면 **브래지어**를 입기 시작해도 돼. 그런데 언제부터, 어떻게 입어야 할까? 사실 브래지어를 꼭 입어야 하는 나이나 정해진 법칙은 없어. 처음 브래지어를 입으면 가슴이 답답하게 느껴지거나, 얇은 옷을 입었을 때 겉으로 드러날까 봐 신경 쓰일 수도 있어. 그러니까 브래지어는 내가 준비되었을 때 입으면 되는 거야.

마음껏 뛰고 싶다면 스포츠 브래지어, 금속에 알러지가 있거나 피부가 약하다면 심리스 브래지어와 같은 것을 선택하면 돼. 그런데 잠깐! 너무 꽉 조이는 브래지어를 입으면 건강에 안 좋아. 몸에 꼭 끼는 와이어가 들어간 브래지어는 호흡을 방해하거나 소화 불량을 일으키기도 해. 심지어 우리 몸의 주요 장기로 가는 신경의 순환을 방해할 수도 있다고 해.

편해지기 위해 선택한 브래지어가 건강을 해치게 돼서는 안 되겠지? 브래지어는 일상생활을 더 편하게 하기 위한 것일 뿐이지, 더 예쁜 가슴을 만들기 위한 도구는 아니야. 가슴은 누구에게 보여 주거나 자랑하기 위한 게 아니거든. 세상에 더 예쁜 가슴 따위는 없어. 내 몸에 가장 알맞은 가슴이 있을 뿐이야!

궁금해요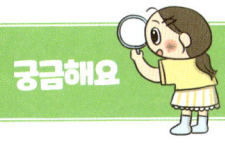

1. 양쪽 가슴 크기가 서로 달라요.

가슴이 자라기 시작할 때는 한쪽이 먼저 자라는 경우가 많아. 이건 호르몬이나 유전 때문일 수 있는데, 병은 아니니까 걱정하지 마. 시간이 지나면 양쪽 모두 자연스럽게 자랄 거야.

2. 가슴이 자라는 게 신경 쓰여요. 다른 사람들이 나를 쳐다보는 것 같아요.

처음 겪는 변화라서 낯설고 걱정될 수 있어. 하지만 대부분은 자기 몸의 변화에 더 집중하느라 다른 사람을 유심히 보지 않아. 누구나 겪는 자연스러운 성장 과정이니까 너무 신경 쓰지 않아도 괜찮아.

3. 키 말고도 자라는 게 또 있어

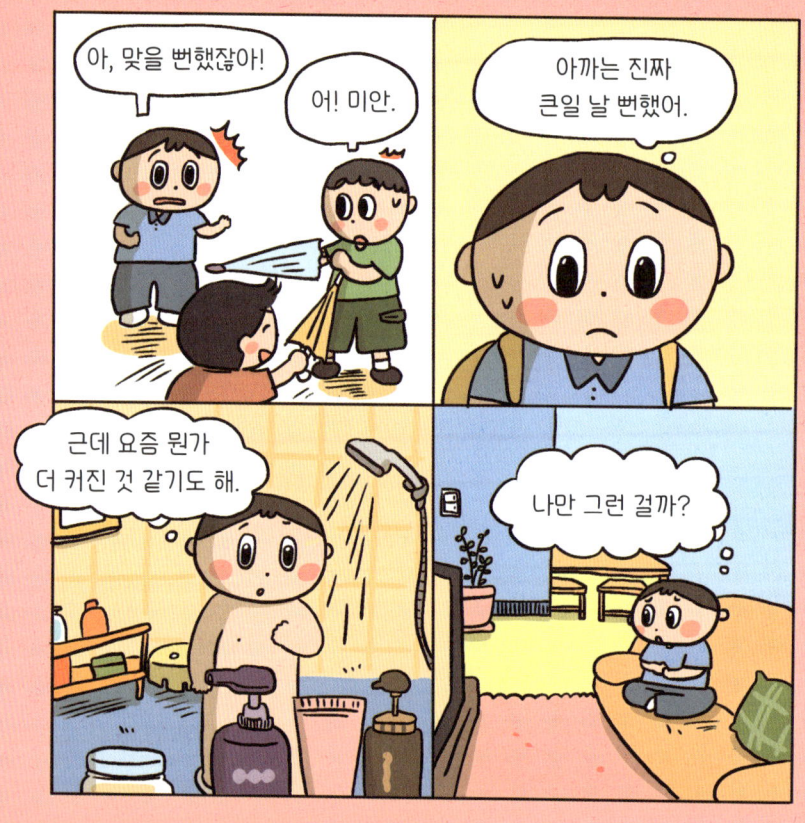

요즘 내 고추가 조금 달라진 것 같아.
이렇게 바뀌어도 괜찮은 걸까?

나도, 친구도 서로 조심하기

우리 몸에서 소중하지 않은 부분은 없지만, 음경이나 음낭은 정자를 만드는 중요한 곳이어서 다치지 않게 조심해야 해. 스스로도 조심해야겠지만 친구들끼리 장난치다가 서로 다치지 않도록 조심해야 해. 몸이 불편하거나 아플 때는 참지 말고 꼭 병원에 가자.

시원하게 유지하기

음경과 음낭은 시원하게 유지하는 게 좋아. 체온보다 온도가 높아지면 정자 활동이 약해지고 수가 줄어들 수 있거든. 속옷은 딱 달라붙는 삼각팬티보다 바람이 잘 통하는 사각팬티가 더 좋아. 물론 속옷은 매일 갈아입어야 하는 거 알지?

미지근한 물로 씻고, 마른 수건으로 잘 닦기

청소년기에는 피부에서 나오는 기름기인 피지와 땀이 많이 생겨. 특히 생식기 주변은 세균 번식이 쉬워서 깨끗하게 씻고, 마른 수건으로 잘 닦아야 해. 너무 뜨거운 물로 씻거나 자극이 강한 비누를 사용하면 오히려 피부를 상하게 할 수 있으니까 조심하자.

음경과 음낭에 관한 이야기

우리 몸에서 소중하지 않은 부분은 없지만, **생식기**는 그중에서도 가장 중요한 부분이야. 생식기가 없으면 소변도 제대로 볼 수 없거든(그럼, 어떡하지? 아, 상상만 해도 급해지네!). 지금 당장은 아니지만, 나중에 가족을 이루고 건강한 아이를 낳으려면 성기를 소중하게 보호해야 해. 그러니 친구들과 지나친 장난을 치다가 다치지 않도록 항상 조심하자.

그런데 우리 몸에 있는 이 소중한 생식기 이름을 정확히 알고 있니? 어른들도 마치 비밀이라도 되는 듯 정확하게 말하기를 꺼려 해. 우리 몸은 부끄러운 게 아닌데 말이야. 그동안은 '고추'라는 별명으로 불렀지? 이제부터는 정확한 이름을 알아 두자.

남성의 생식기는 **음경**과 **음낭**으로 나누어 불러. 음경은 흔히 고추라고 불리는 그 부분이야. 이때 '경'은 줄기라는 뜻을 가진 한자어야. 식물이 줄기를 통해 물과 영양분을 보내듯 음경에는 소변과 정액을 내보내는 **요도**가 있어. 음경을 중심으로 양쪽 아래에 있는 걸 음낭이라고 하는데, 이때 '낭'은 주머니라는 뜻이야. 어때? 이름과 뜻을 알게 되니까 내 몸을 더 잘 이해할 수 있겠지?

또 음낭 안에는 **고환**이라는 기관이 있어. 음낭이 고환을 감싸고 있는 셈이지. 고환은 정자를 만들고, 남성 호르몬도

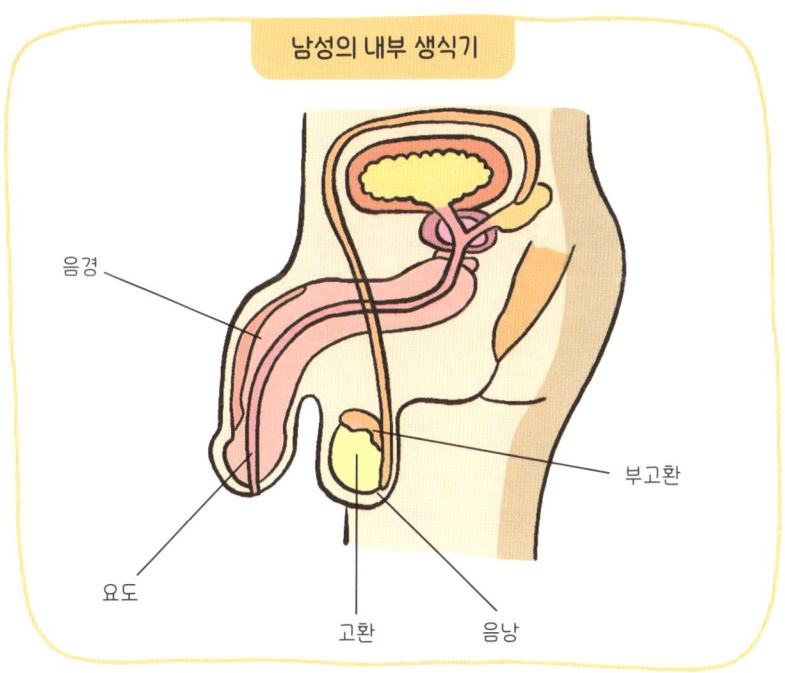

남성의 내부 생식기

만들어 내는 아주 중요한 곳이야. 음낭은 날이 더우면 늘어지고, 추우면 오그라들어. 이런 변화는 고환의 온도를 일정하게 유지하기 위한 우리 몸의 자연스러운 반응이야.

그럼 왜 우리 몸은 고환의 온도를 일정하게 유지하려는 걸까? 고환의 온도가 높아지면 정자가 제대로 만들어지지 않기 때문이야. 그래서 고환은 체온보다 2~3도 낮은 온도로 유지되는 게 좋아. 꽉 끼는 바지보다 바람이 잘 통하는 바지를 입는 게 좋겠지?

샤워를 한 뒤에는 마른 수건으로 물기를 잘 닦아 주어야 해. 음경과 음낭 주변을 깨끗하게 유지하지 않으면 냄새가 나고 염증이 생기기 쉽거든. 혹시라도 생식기 주변이 가렵거나 아프다면 참지 말고 병원에 가야 해. 이럴 땐 비뇨기과에서 진료를 받을 수 있어.

마지막으로, 여성의 가슴이 사람마다 크기나 모양이 다른 것처럼 남성의 음경도 크기나 모양, 색깔이 모두 달라. 그런데 가끔 음경의 크기를 정력이나 남자다움과 관련지어 말하는 사람들도 있어. 하지만 그런 말은 근거 없는 이야기니까 신경 쓰지 않아도 돼.

궁금해요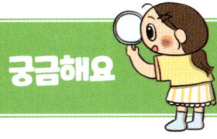

1. 고환의 크기가 왜 서로 다른가요?

사춘기에는 고환이 자라면서 크기가 약간 다를 수 있어. 보통은 왼쪽 고환이 더 아래에 있는 경우가 많아. 자연스러운 변화니까 걱정하지 마!

2. 소변이랑 정자는 같은 구멍으로 나와요?

맞아, 두 가지 다 요도라는 길을 따라 나와. 하지만 몸 안에 있는 작은 근육이 소변과 정자가 같은 시간에 나오지 않도록 잘 조절해 줘서 동시에 나오지는 않아.

3. 고추(음경)가 자주 커져요. 왜 그런가요?

사춘기에는 성호르몬의 영향으로 성기가 쉽게 반응해. 졸리거나 긴장할 때, 혹은 아무 이유 없이도 커질 수 있어. 이건 아주 자연스러운 몸의 반응이니까 걱정하지 않아도 돼.

4. 속옷에 낯선 액체가 묻었어

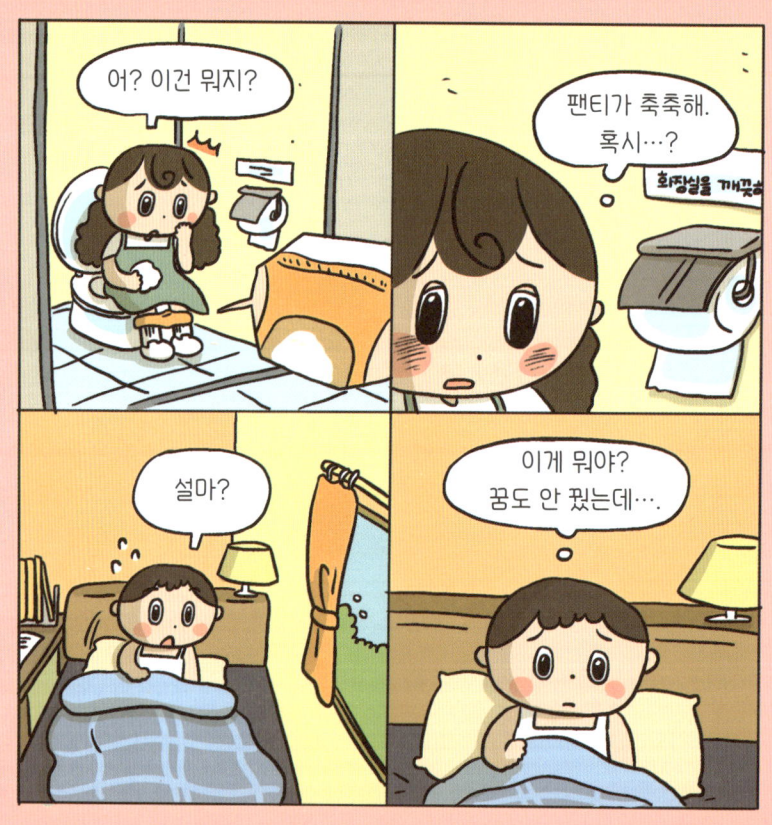

속옷에 이상한 액체가 묻어 나왔어.
혹시 내가 병에 걸린 걸까?

팬티라이너 사용해 보기

속옷에 묻는 흰색이나 노란색 얼룩은 흔히 '냉'이라고 부르는 질 분비물이야. 우리 몸 상태를 알려 주는 고마운 신호지만 속옷이 젖으면 아무래도 불편하지.

이럴 땐 '팬티라이너'를 사용해 볼 수 있어. 팬티라이너는 월경대와 달리 아주 얇은 패드로, 속옷에 분비물이 묻는 걸 막아 주고 크기도 작아서 가지고 다니기 편해. 다만 몸에 직접 닿는 물건이니까 신중하게 고르고 바람직한 사용법을 먼저 익히는 게 좋아.

먼저 팬티라이너는 피부에 자극이 적은 순면 제품이 좋고 사용할 때는 자주 갈아 주어야 해. 그리고 평소에 꽉 끼는 옷보다 바람이 잘 통하는 옷을 입는 게 좋아. 만약 냉의 양이 갑자기 많아지거나 색깔과 냄새가 평소와 다르다면 믿을 만한 어른과 여성 병원을 찾도록 하자.

부끄럽게 생각하지 않기

남성의 고환에서는 매일 일정한 양의 정자가 만들어져. 이 정자는 정액과 함께 배출되는데, 이를 '사정'이라고 해. 사춘기에는 자는 동안 무의식적으로 사정이 되기도 하는데, 이를 '몽정'이라고 해. 꿈을 꾸면서 사정을 한다는 뜻이지. 우리 몸에서 만들어진 액체가 자연스럽게 몸 밖으로 나오는 것이니 더럽다거나 부끄럽다고 생각하지 말자.

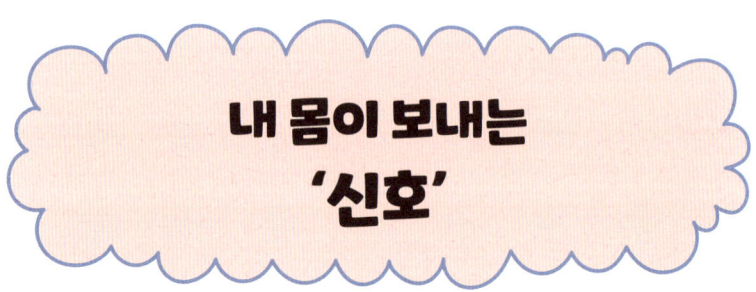

우리 몸과 마음은 네가 알아채지 못하더라도 항상 신호를 보내고 있어. 몸에서 나오는 여러 가지 액체도 그런 신호 중 하나야. 체온이 오르면 땀이 나고, 바이러스에 감염되면 콧물이 나오는 것처럼 말이야. 마찬가지로 질 분비물이나 정액 역시 우리 몸에서 보내는 중요한 신호야. 이런 신호의 의미를 알고 내 몸을 잘 돌볼 준비를 하는 게 중요해.

특히 **질 분비물**은 색깔이나 끈적임의 정도를 보면 몸 상태를 알 수 있어. 속옷에 묻어 나오는 투명한, 또는 노란색(갈색) 분비물을 '질 분비물'이라고 부르는 이유는 여성의 생식기관인 **질**이라는 곳에서 만들어지기 때문이야. 성호르몬이 증가하면서 분비되는 점액과 액체의 조합이고, 박테리아와 같은 세균으로부터 질을 보호하는 역할도 해.

또 아직 월경을 시작하지 않았다면 곧 월경이 시작될 거라는 신호일 수도 있어. 이미 월경을 하고 있다면 지금 네 몸의 상태를 알려 주는 신호인 거지.

맑고 투명한 질 분비물은 신체 활동이 많거나 난자를 배출하는 배란 시기에 흔히 볼 수 있고, 갈색의 질 분비물은 월경이 끝난 뒤 질이 스스로 정리하면서 남은 혈액을 내보내는 과정이라고 생각하면 돼.

하지만 흰색 분비물이 덩어리진다거나 진한 노란색 또는 녹색을 띤다면 질에 염증이 생긴 것일 수 있어. 이럴 때는 어른과 함께 병원을 찾아가 진료를 받는 것이 좋아. 대부분은 약으로 쉽게 치료할 수 있으니 걱정하지 마.

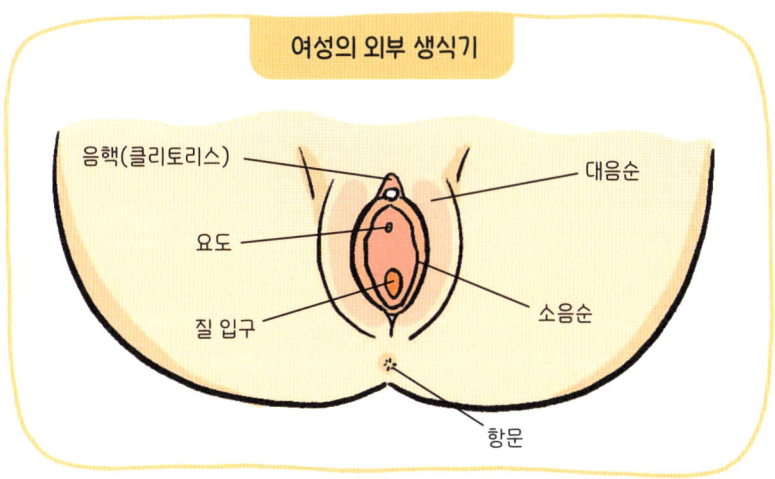

질 분비물은 성인이 되어서도 자연스럽게 나오는 우리 몸의 신호야. 이 신호에 귀 기울이고 적절히 대응한다면 건강을 지킬 수 있을 거야.

마찬가지로 남성 생식 기관에서도 액체가 나오는데 이를 **정액**이라고 해. 정액에는 정자가 포함되어 있어. 이런 액체를 마주하게 된다면 '아, 나도 이제 정자를 만들게 되었구나.' 하고 안심해도 괜찮아. 하지만 사람에 따라 몽정을 하지 않는 경우도 많다고 하니, 몽정하지 않는다고 걱정할 필요 없어.

정액은 보통 흰색이나 약간 회색빛을 띠고 풀을 꺾을 때와 비슷하게 비릿한 냄새가 날 수도 있어. 그러니 몽정(또는 자위)으로 속옷이 젖었다면 꼭 깨끗한 속옷으로 갈아입자.

우리 몸은 스스로를 보호하거나 잘 자라고 있다는 걸 알려 주기 위해 액체를 내보내는 거야. 그러니 그 신호들을 무심하게 넘기지 말고 스스로를 돌보는 데 시간과 노력을 들여 보자. 그러면 전보다 훨씬 더 자기 자신을 사랑하게 될 거야.

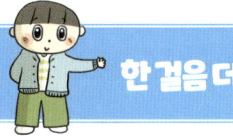 **한걸음더**

1. 팬티라이너 꼭 사용해야 할까?

꼭 그렇지는 않아. 팬티라이너 대신 속옷을 자주 갈아 입는 것이 가장 좋은 방법이야. 팬티라이너에는 화학 물질이 쓰이기 때문에 네 몸에 잘 맞지 않을 수도 있거든. 팬티라이너 역할을 하는 기능성 속옷도 대안이 될 수 있어.

2. 사용해야 한다면 어떻게 써야 할까?

○ 2~3시간마다 갈아 주기

팬티라이너를 오래 붙이고 있으면 냄새가 나거나 세균이 생길 수 있어. 깨끗하게 쓰려면 2~3시간에 한 번씩 갈아 주는 게 좋아.

○ 사용 후 손 씻기

팬티라이너를 교체한 뒤에는 꼭 비누로 손을 깨끗이 씻어야 해.

○ 피부가 가렵거나 빨개지면 잠깐 쉬기

팬티라이너를 사용한 뒤에 피부가 가렵거나 따갑다면 사용을 멈추고 어른에게 알리자.

5. 생리가 축하할 일이라고?

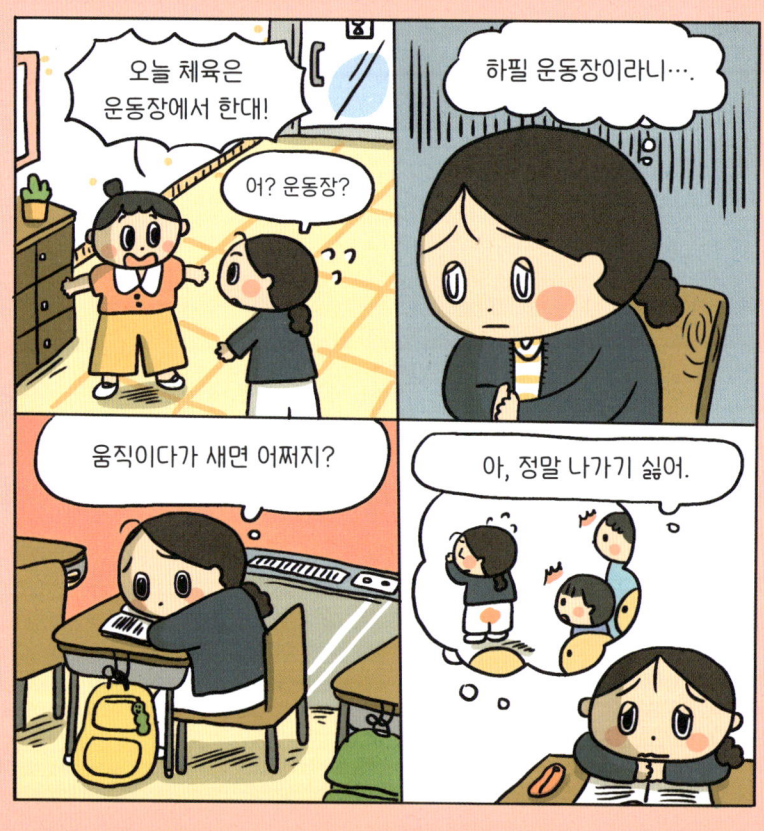

어른이 되는 과정이라고 하지만

불편하고 힘든 일뿐이야. 이건 저주 아닐까?

월경대 구입하기

월경용품에는 월경대, 월경컵, 탐폰 등이 있어. 흔히 사용하는 월경대는 흡수력이 뛰어나지만, 그 안에 들어 있는 화학 물질이 안전한지는 아직 정확히 밝혀지지 않았어. 혹시 사용 중 피부에 이상 반응이 나타나면 바로 사용을 멈추고 제조사에 불편 사항을 알려야 해.

바르게 사용하고 잘 버리기

월경 중에는 월경대를 2~3시간마다 갈아 주는 게 좋아. 월경대를 속옷에 붙일 때 너무 뒤쪽에 붙이면 오히려 혈액이 속옷에 묻을 수 있어. 그러니까 위치를 잘 잡아서 떨어지지 않게 붙이는 연습도 필요해. 월경은 자연스러운 일이지만 다른 사람이 너의 혈액을 보는 일은 불쾌할 수 있어. 그러니 사용한 월경대는 포장 용지나 화장지로 잘 감싸 버리도록 하자.

나만의 휴식 비법 찾기

월경 전이나 월경 중에는 배, 허리, 머리를 포함해 온몸이 아플 수 있어. 이런 통증은 호르몬 변화와 자궁 수축 때문에 생겨. 이럴 때는 따뜻한 물로 샤워하거나, 아픈 부위에 온열팩을 올려 두는 것도 좋아. 가볍게 운동하거나 스트레칭을 하는 것도 도움이 돼.

부지런한 친구를 대하는 자세

월경의 양은 사람마다 다르지만 대체로 35밀리리터 정도 된다고 해. 가끔은 끈적한 젤리처럼 덩어리진 피가 나오기도 하는데, 모두 정상이니까 걱정하지 않아도 돼.

배란부터 월경을 거쳐 다시 배란이 되는 과정을 **월경 주기**라고 해. 대부분은 배란 후 약 14일이 지나 월경이 시작돼서, 28일에서 한 달 정도 주기로 반복되는 경우가 많아. 이 주기는 사람마다 다르기 때문에 규칙적으로 월경을 한다면 날짜가 조금 다르더라도 걱정할 필요 없어. 또 처음엔 월경 주기가 불규칙할 수도 있어. 그런데 월경 주기가 너무 불규칙하거나 월경 기간에 피가 오랫동안 나온다면 병원을 찾아가야 해.

내 몸이 건강하다는 신호라도 몸 밖으로 피가 나오는 일은

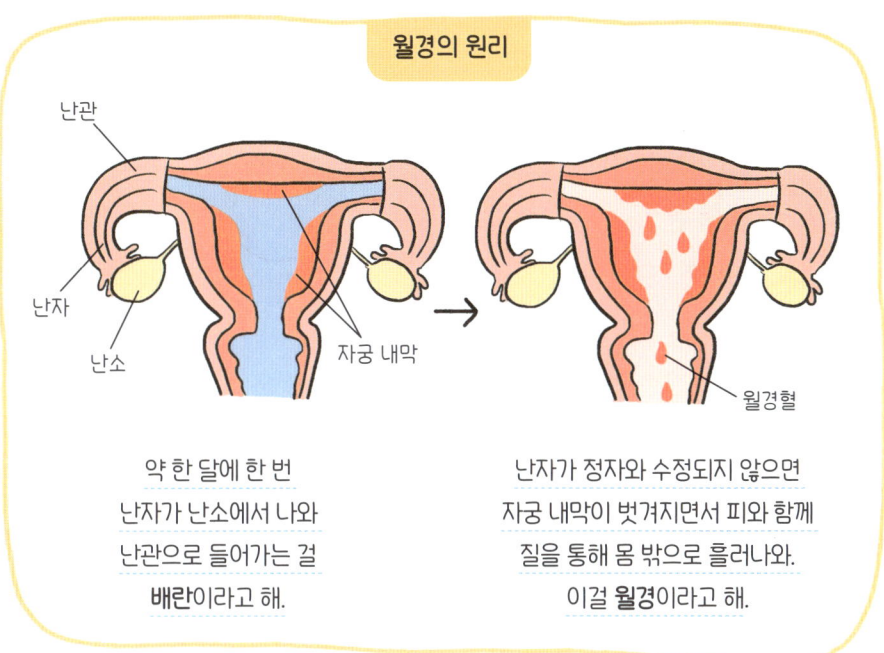

유쾌하지 않을 거야. 하지만 **월경용품**에 대해 미리 알아 두면 막막함과 불편함을 조금 덜 수 있어.

월경용품 중 가장 대표적인 건 일회용 월경대야. 소형부터 밤에 쓰는 오버나이트, 속옷처럼 입는 형태까지 다양하게 판매되고 있어. 월경량이나 상황에 따라 구분해서 사용하면 편리할 거야.

월경대를 고를 땐 포장지에 적힌 사용 기한을 꼭 확인해야 해. 아무리 새것처럼 보여도 기한이 지난 제품을 쓰면 세균

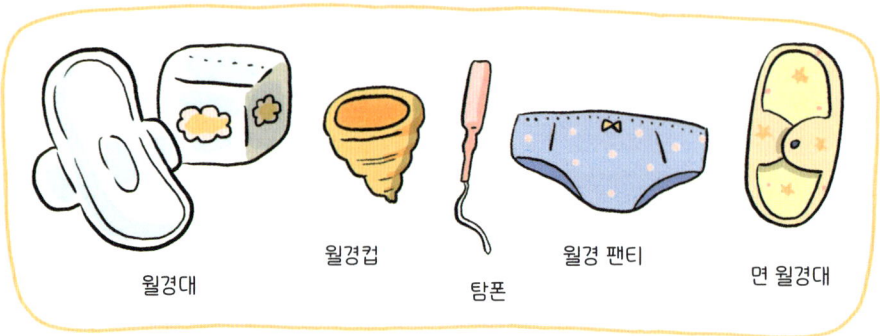

월경대　　월경컵　　탐폰　　월경 팬티　　면 월경대

이 생겨 몸에 이상이 생길 수 있거든. 또 귀찮다고 해서 오버나이트 같은 수면용 월경대를 온종일 착용하면 절대 안 돼! 몸 안에서 따뜻한 체온 속에 있던 월경혈이 소변과 조금씩 섞이면서 냄새가 날 수 있거든. 양이 적은 날이라도 2~3시간마다 꼭 갈아 주는 게 좋아. 그리고 사용한 월경대는 뒤처리를 깨끗이 하자.

가장 안전한 방법으로는 세탁해서 다시 사용할 수 있는 '면 월경대'를 쓰는 거야. 피부에 자극이 덜하고 환경에도 도움이 되지만, 세탁이 번거롭다는 단점도 있지. 또 체내에 넣는 월경용품인 '월경컵'도 많이 사용하고 있어. 하지만 아직 몸이 자라는 사춘기에는 사용을 자제하는 게 좋아. 제품 설명서에도 성장 발달이 끝날 때까지는 사용을 피하라고 안내

되어 있어.

　무엇보다 중요한 건, 내 몸이 보내는 건강한 신호를 부끄러워하지 않는 거야. 우리, 조금 더 당당하게 "월경 중이에요."라고 말해 볼까?(참고로 트림이나 방귀처럼 자연스럽게 나오는 생리 현상과 구분하기 위해 '생리'보다는 '월경'이라는 표현을 권장해!)

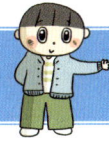 **한 걸음 더**

이럴 땐 '복지로'를 확인해 봐!
여성 가족부는 저소득층 여성 청소년을 위한 월경대 지원 사업을 하고 있어. 경제적인 어려움이 있다면, 내가 받을 수 있는 지원이 있는지 복지로 웹사이트(www.bokjiro.go.kr)나 애플리케이션에서 확인해 봐. 또 경기도에서는 여성 청소년에게 월경용품을 보편지원하는 정책을 시행하고 있어. 다른 지역에서도 이런 정책을 시행하고 있으니, 꼭 알아보고 잘 활용하자.

6. 포경 수술, 꼭 해야 할까?

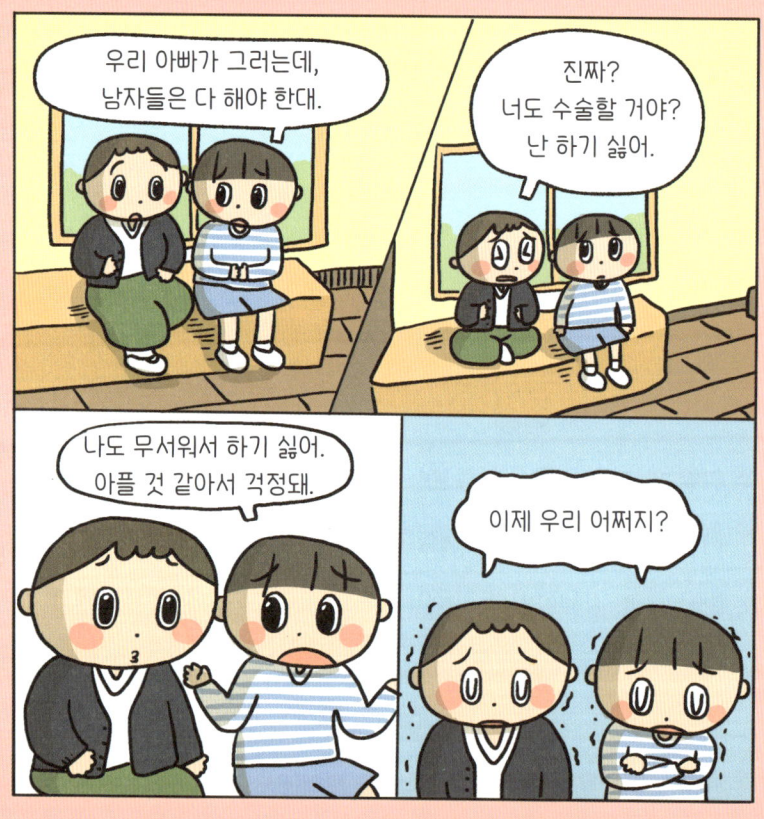

어른들은 자꾸만 수술을 꼭 해야 한대.
엄청 아플 것 같은데 어떡하지?

불편함이 있는지 먼저 살펴보기

불편함이 없다면 포경 수술을 꼭 해야 할 필요는 없어. 포경 수술은 음경 끝인 귀두를 덮고 있는 피부를 잘라 내는 수술이야. 이 피부를 '포피'라고 하는데, 포피 때문에 귀두를 드러내기 어렵거나 소변 볼 때 불편하다면 수술이 필요해. 포피와 귀두 사이에 염증이 자주 생기기 때문이야. 염증이 생기면 가렵거나 통증이 느껴져. 대부분은 약으로 쉽게 치료할 수 있으니 혹시 이런 증상이 있다면 어른과 상의해서 비뇨기과를 방문해 보도록 해. 하지만 불편함이 없다면 굳이 수술을 서두를 필요는 없어.

구석구석 깨끗하게 닦고 말리기

머리를 감지 않으면 두피에서 나오는 피지(기름기) 때문에 냄새가 나고, 머리카락이 엉켜서 불편할 거야. 음경 역시 우리 몸의 피부이기 때문에 피지와 땀이 많이 생겨. 게다가 소변이 닿으면 박테리아와 함께 세균이 자라기 좋은 환경이 돼. 그러니 음경을 씻을 때는 포피를 살짝 밀어 귀두를 드러낸 뒤, 미지근한 물로 부드럽게 씻는 것이 좋아. 물론 음경 주변도 꼭 깨끗하게 씻어야겠지?

나도 잘 모르는 친구 이야기

남성의 몸에는 거북의 머리를 닮았다고 해서, 한자 '거북이 귀(龜)'와 '머리 두(頭)'를 붙여 **귀두**라고 부르는 부분이 있어. 귀두는 얇은 피부로 덮여 있는데, 이 피부를 **포피**라고 해.

포피는 귀두를 보호하는 우리 몸의 장치라고 할 수 있어. 그런데 **포경 수술**은 이 포피를 잘라 내서 귀두가 항상 밖으로 드러나게 하는 거야. '보호 장치라면서 왜 없애는 거야?' 하고 무섭게 느낄 수도 있지. 더군다나 어른들은 제대로 설명도 안 해 주면서 자꾸 "꼭 해야 해!", "다들 하는 거야."라고 하니 더 불안할 거야.

도대체 이 무서운 수술은 언제부터 어떻게 시작된 걸까? 정확한 기록은 없지만, 아주 오래전부터 여러 문화에서 다양한 이유로 포경 수술이 행해졌을 거라고 추측하고 있어. 이

집트에서 발견된 기원전 4000년경의 미라에서도 포경 수술의 흔적을 찾을 수 있다니까 아주 오래된 건 확실하지. 기독교에서 말하는 '할례' 역시 포경 수술의 오랜 기원이라고 할 수 있어.

예전에는 종교적인 이유나 어른이 되었다는 걸 알리는 의식으로 수술을 하기도 했어. 하지만 지금은 꼭 필요한 사람만 하는 수술이 되었지. 예를 들어, 포피가 귀두를 아주 깊게 감싸고 있다면 그 안에 피지나 땀이 생겨서 염증을 일으키기 쉽거든. 이런 경우에는 비뇨기과에 가서 진찰을 받고 필요하다면 수술을 받는 게 좋아. 만약 그렇지 않다면 굳이 수술할

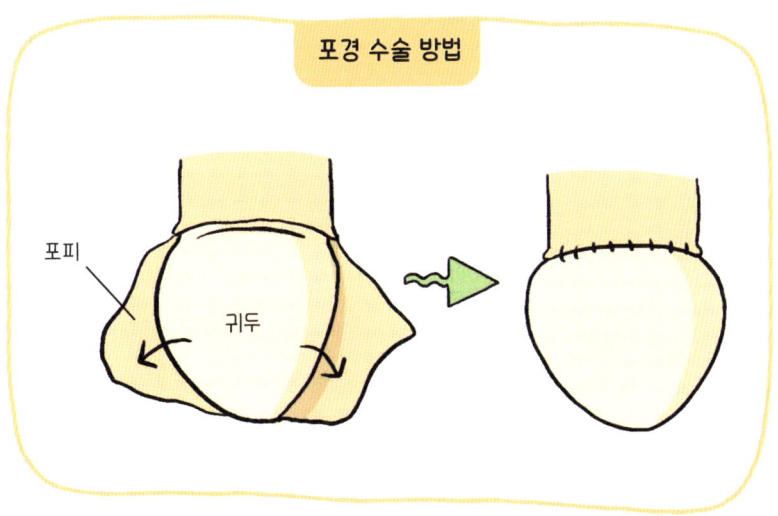

필요는 없어. 하지만 포경 수술을 하면 귀두를 감싼 포피가 없으니 조금 더 위생적으로 관리할 수 있지.

대신 수술을 하지 않기로 했다면 스스로 잘 관리해야 돼. 포피를 살짝 밀면 귀두가 나오는데 이 부분을 신경 써서 닦아야 해. 귀두와 포피 사이에는 피지나 이물질, 땀 같은 게 생기기 쉽거든. 이게 소변과 만나면 세균이 살기 좋은 환경이 돼서 염증이 생기고, 소변을 보기 힘들 수 있어. 그래서 샤워할 때는 포피를 살짝 밀어서 귀두까지 깨끗하게 씻고, 물기도 잘 말리는 습관을 들이는 게 좋아. 소변을 볼 때도 포피를 살짝 위로 밀면 사방으로 튀지 않고, 귀두 주변에 소변이 덜 묻어서 더 위생적이야.

만약 이런저런 관리가 어렵다면 포경 수술을 하면 돼. 물론 일주일 정도는 꽤 아플 거야. 하지만 당장 불편함이 없다면 서두르지 말고 천천히 생각해도 괜찮아.

성기, 깨끗하게 관리하려면

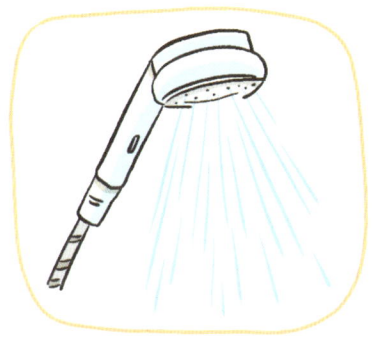

1. 매일 흐르는 물에 깨끗이 씻기

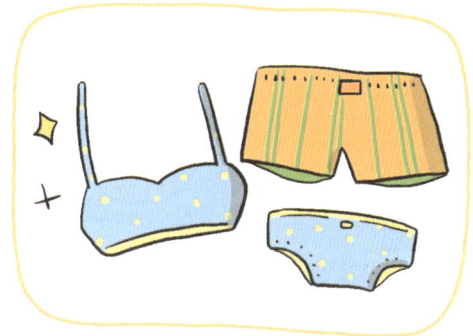

2. 속옷 자주 갈아입기

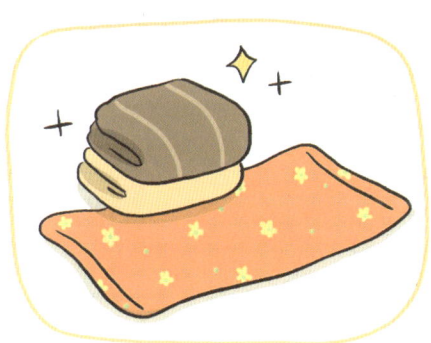

3. 수건으로 물기를 잘 닦기

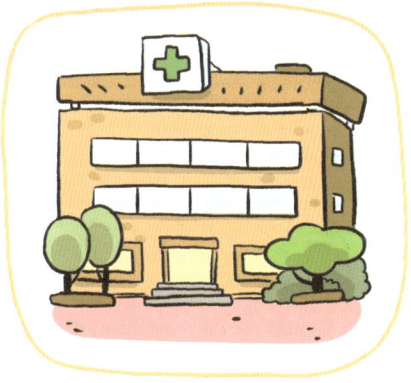

4. 가려움이 있거나 냄새가 나면 병원에 가기

7. 목소리가 이상해서 말하고 싶지 않아

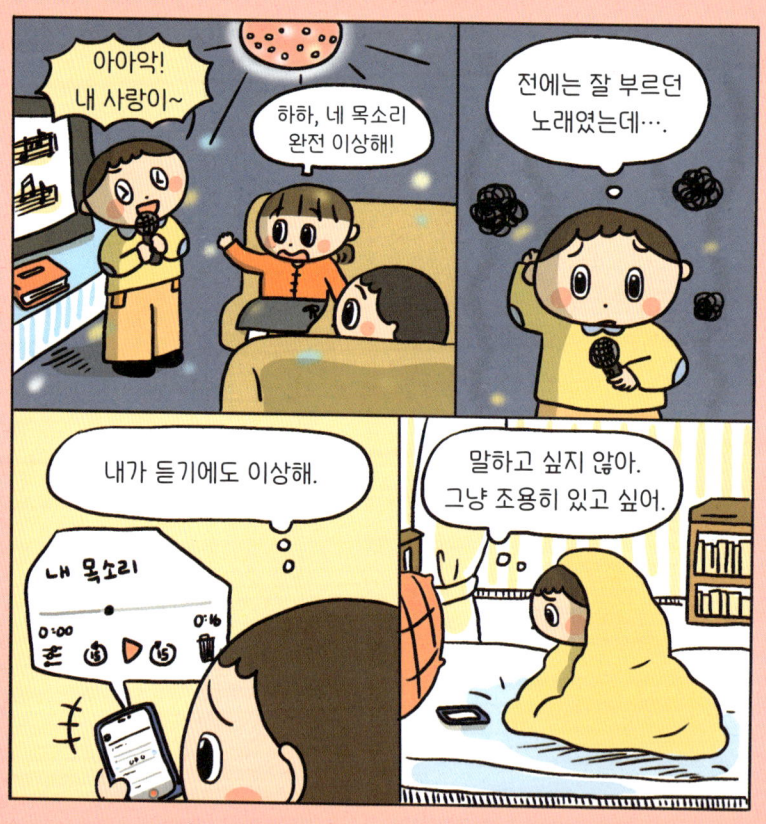

사람들은 변성기가 온 거라는데
언제까지 이런 상태인 거야? 너무 불편해!

물 많이 마시기

목소리가 들쭉날쭉하고 갈라지기도 하는 시기가 바로 변성기야. 말 그대로 소리가 변하는 시기지. 이럴 땐 미지근한 물을 자주 마시는 게 도움이 돼. 미지근한 물은 성대를 촉촉하게 만들어서 목소리 변화에 도움이 될 수 있거든. 탄산음료처럼 성대를 자극하는 음료는 피하는 게 좋아.

목에 무리 가지 않게 말하기

변성기는 후두 골격과 성대가 함께 자라는 시기야. 그런데 이 둘이 자라는 속도가 달라서 예전처럼 목소리를 마음대로 조절하기가 힘든 거야. 답답하다고 억지로 소리를 내면 성대에 더 무리를 줄 수 있어. 그러니 일부러 소리를 크게 내기보다는 적당한 크기의 목소리로 말해 봐.

듣는 습관 들이기

아직 내 목소리가 완전히 자리 잡지 못한 시기인데 다른 사람의 목소리를 흉내 내는 건 좋지 않아. 록처럼 목을 많이 써야 하는 음악도 피하는 게 좋아. 변성기에는 노래를 따라 부르기보다는 들으면서 음악을 즐겨 보면 어떨까?

진짜 목소리를 찾아가는 과정

사춘기의 큰 특징 중 하나는 몸이 자란다는 거야. 이 시기에는 우리 몸 구석구석이 자라는데, 그중에는 성대를 둘러싼 골격도 포함돼. 이 부분을 흔히 **후두**라고 해. 후두는 다양한 연골로 구성되어 있어. 그런데 이 부분이 갑자기 자라면서 성대가 늘어나게 되는 거야. 동글한 슬라임을 양쪽으로 잡아당기면 기다래지면서 가운데는 얇아지는 거 본 적 있지? 우리 성대도 그렇게 늘어나는 거야.

다시 말해 후두 골격은 자라나는데 성대는 점점 길고 얇아지는 거지. 여성보다 남성의 **변성기**가 두드러지는 이유 역시 후두 골격 발달이 남성에게서 더 급격히 일어나기 때문이야. 남성의 목젖도 이 시기에 도드라지게 되지. 보통 초등학교 5~6학년쯤 변성기가 시작되지만 사람마다 시기는 조금씩 달

라. 누구는 빠르고 누구는 늦기도 해. 하지만 모두가 겪는 자연스러운 변화야.

대체로 남성은 주로 한 옥타브, 여성은 3도 정도 목소리가 낮아진다고 해. 변성기를 거치면서 자신만의 매력적인 목소리를 가질 수 있어. 그런데 이 시기에 성대를 함부로 다루면 평생 목소리 때문에 괴로울 수도 있어. 그렇다면 어떻게 해야 할까?

명심, 또 명심해야 할 점은 성대를 아껴야 한다는 거야. 변성기에는 목소리가 마음대로 나오지 않는다고 소리를 지

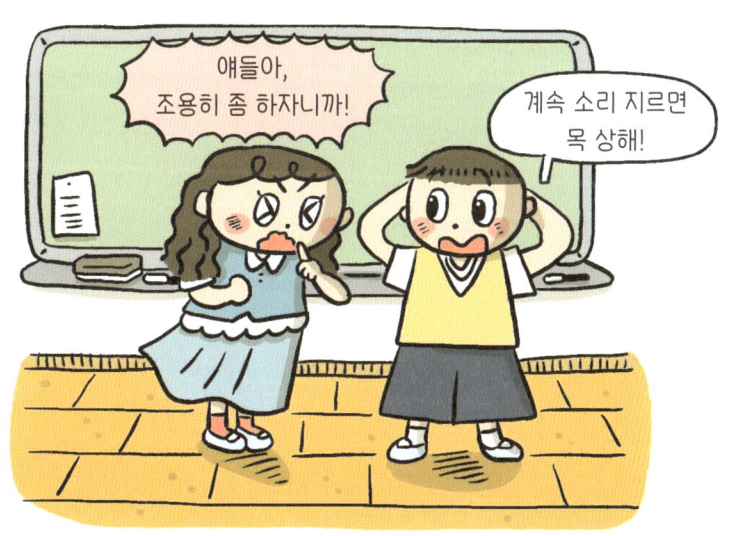

르거나 억지로 고음에 도전하면 성대에 상처가 생길 수 있어. 이 시기에는 적당한 크기로 말하는 연습을 하는 게 중요해. '큼큼, 흠흠' 같은 헛기침도 피해야 해. 이런 습관은 성대를 계속 자극하거든.

다음으로는 충분한 수분 섭취가 중요해. 이때 탄산음료는 수분이 아니라는 사실을 꼭 기억하자. 찬물 역시 성대에 좋지 않으니 미지근한 물을 많이 자주 마시는 게 좋아. 미지근한 물은 성대가 상하지 않도록 도와주는 윤활유 같은 역할을 해.

마지막으로, 건강을 위한 중요한 비법이 있어. 그건 바로 충분한 휴식과 스트레스 관리야. 변성기에도 균형 잡힌 식사와 충분한 휴식이 도움이 될 거야.

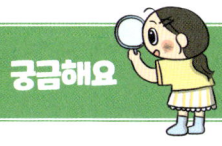

궁금해요

1. 친구들보다 변성기가 늦게 와도 괜찮은 건가요?

괜찮아! 변성기는 대개 남자는 12~13세경, 여자는 11~12세경에 시작되지만, 이보다 빠르거나 늦을 수도 있어. 호르몬이 몸에서 언제 작용하느냐에 따라 시기가 달라지는 거야. 늦게 시작된다고 해서 건강에 문제가 있는 건 아니야. 몸은 각자의 속도에 맞춰 자연스럽게 자라고 있어.

2. 변성기 때문에 놀림받으면 어떻게 해야 하나요?

네가 잘못한 게 아니야. 변성기는 누구나 겪는 자연스러운 변화야. 누군가 놀린다면 "지금 변성기라 그래." 하고 차분하게 말해 보자. 혹시 놀림이 계속된다면 선생님이나 부모님께 이야기해 보는 것도 좋아. 내 몸의 변화는 부끄러운 게 아니야!

8. 내 피부는 왜 이럴까?

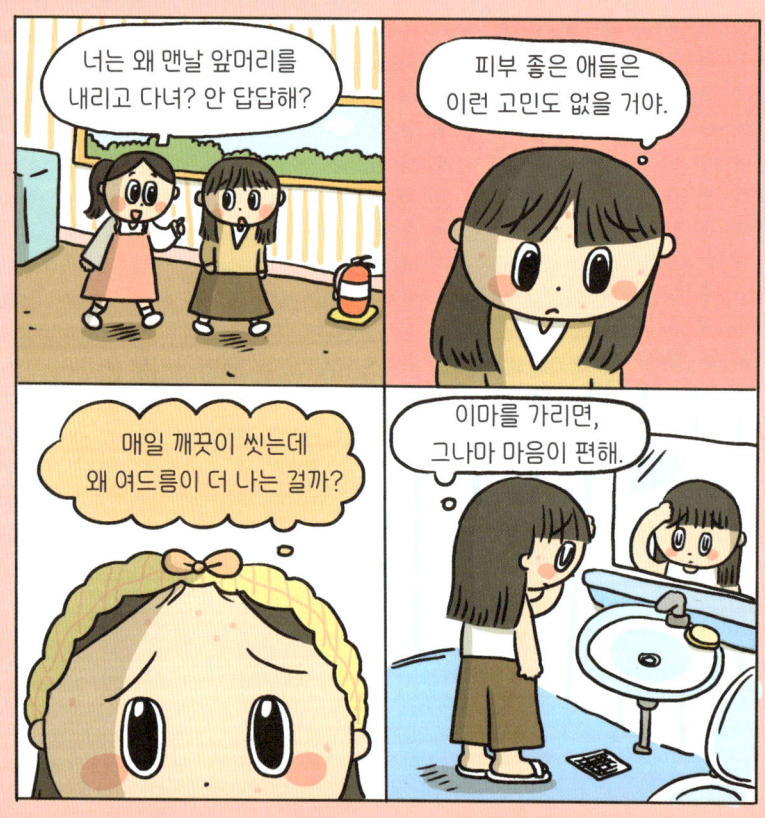

매일 깨끗이 세수하는데 뭐가 문제일까?

애들이 놀릴까 봐 걱정돼.

마음 편안하게 가지기

여드름이 나는 이유는 여러 가지가 있지만 네가 더럽거나 씻지 않아서 생기는 건 아니야. 여드름은 실제로 많은 청소년이 겪는 피부 질환이야. 성호르몬인 안드로겐이 많이 분비되면서 피부에 여드름이 생기는 거지. 그러니까 부끄러워하지 말고 마음을 편히 가져 봐. 그리고 여드름을 예방하고 치료할 수 있는 방법을 찾아보자.

먹을 때 한 번 더 생각하기

여드름은 먹는 음식과도 관련이 있어. 튀긴 음식, 양념이 된 고기, 빵, 인스턴트 음식처럼 우리가 좋아하는 음식이 여드름을 더 심하게 만들 수 있거든. 이런 음식은 몸의 흐름인 대사 작용을 방해하고, 장내 유익균에도 나쁜 영향을 줄 수 있어. 대신 양파, 당근, 브로콜리 같은 신선한 채소는 여드름을 개선하는 데 도움이 되니까 음식을 골고루 먹으면서 여드름을 관리해 보자.

여드름을 짜고 싶을 때는 잠깐 멈추기

붉게 올라온 여드름과 검은 점 같은 블랙헤드가 신경 쓰인다고 해서 바로 손으로 짜면 안 돼. 잘못된 방법으로 여드름을 짜면 붓거나 염증이 생기고, 흉터가 남을 수 있어. 그러니 소독한 도구를 사용하거나, 병원에 가도록 하자.

피부를 위한 노력도 필요한 시기

우리 몸과 마음이 자라면서 여러 가지 변화가 함께 찾아와. 그중 피부에 생기는 변화는 **성호르몬**인 안드로겐 분비와 관련이 있어. 이 호르몬이 많이 분비되면 **피지샘**을 자극해서 피지가 많이 나오게 돼.

기름기라고 할 수 있는 **피지**는 원래 피부를 보호하는 역할을 하지만, 과하게 분비되면 문제가 생길 수 있어. 바로 피지가 털이 자라는 구멍인 모낭을 막아 버리기 때문이야. 모낭은 피지샘과 연결되어 있어서, 원래 피지는 모낭을 통해 배출되거든. 밖으로 나와야 하는 피지가 나오지 못하고 모낭 안에 갇히면 염증이 생겨. 그게 바로 **여드름**이야. 피지샘은 얼굴, 목, 등, 가슴 부위에 많이 모여 있어서 이 부분에 여드름이 자주 생겨.

사람마다 호르몬 분비가 달라서 여드름 없이 사춘기를 보내는 친구도 있고, 밖에 나가기 싫을 만큼 스트레스를 받는 친구도 있어. '에이, 설마 그 정도까지?'라고 생각할지도 모르지만 타인의 시선을 중요하게 생각하는 사춘기에는 이런 변화가 무척 신경 쓰일 수밖에 없어. 걱정되는 마음에 "이런 게 여드름에 좋대." 같은 말도 자제하는 게 좋아. 말하는 사람은 좋은 정보라고 생각하겠지만 듣는 친구는 "너, 여드름 정말 심하다."라고 들을 수 있거든.

그러면 어떻게 해야 할까? 우선 깨끗이 세수하는 것부터 시작해 보자. 코 주변이나 이마를 티(T) 존이라고 부르는데, 이 부분에 피지샘이 많아서 특히 신경 써서 씻어야 해. 세수한 다음에는 수분을 채워 주는 여드름 전용 화장품을 쓰는 게 좋아. 하지만 여드름은 세수나 화장품만으로 해결되는 게 아니야.

여드름은 먹는 것부터 자는 것, 일상생활의 습관까지도 모두 연관되어 있어. 달고 기름진 음식은 몸의 대사 작용을 방해하고, 장 안의 유익한 균을 없애면서 피부에 안 좋은 영향을 줘. 반대로 양파, 당근, 브로콜리나 껍질째 먹을 수 있는 사과, 토마토 같은 신선한 채소와 과일은 피부에 좋은 영향을 줘. 물론 어느 한쪽을 완전히 포기할 수는 없으니까 적절하게 균형 잡힌 식습관을 갖는 게 중요해. 그 밖에도 스트레스는 여드름의 큰 원인이야. 스트레스를 많이 받으면 잠을 잘 못 자게 되고, 그러다 보니 피부 상태도 나빠져서 여드름이 생길 수 있어.

마지막으로, 여드름이 보기 싫다고 해서 손으로 짜면 절대 안 돼. 손에 있는 세균이 피부의 염증과 만나면 상태가 더 나빠지고, 잘못된 방법으로 여드름을 짜면 흉터가 남을 수 있어. 만약 작은 여드름이 올라왔다면 여드름 패치를 붙여서 진정시키는 방법도 있어. 피부에 손대지 않고 조심스럽게 관리하는 게 가장 중요해.

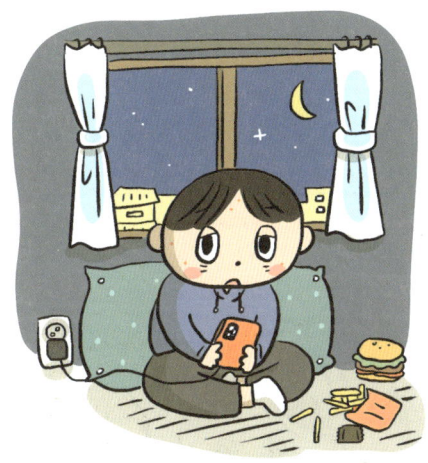

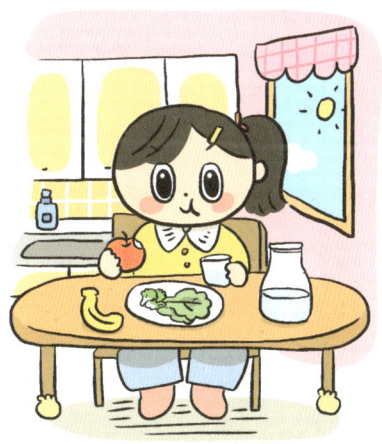

9. 오! 마이 털!

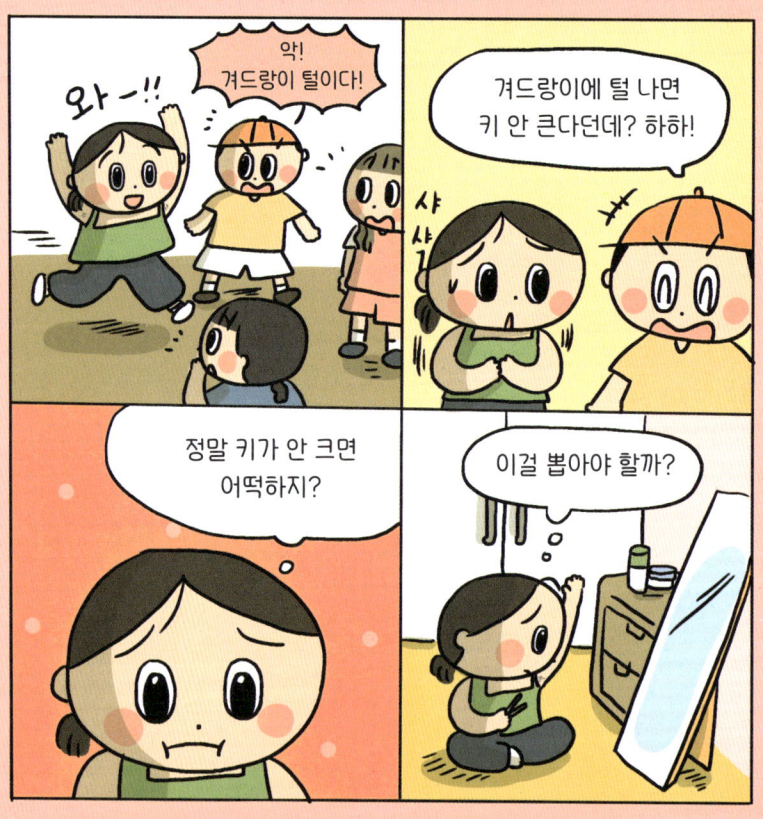

배꼽 아래에 난 털, 다리에 난 털, 겨드랑이 털…
진짜 털털털 때문에 미치겠어.

잘못된 정보에 걱정하지 않기

털이 난다고 해서 키가 안 크는 건 아니야. 사춘기에 들어서면 털이 더 많이, 더 굵게, 더 짙게 자랄 뿐이야. 누구나 겨드랑이, 생식기, 다리와 같은 곳에 털이 나. 특히 남자아이들은 코 아래, 입술 주변에도 변화가 생겨. 털도 나고, 자라고, 빠지는 과정을 반복하면서 더 굵고 짙어져. 처음엔 가늘고 색도 연하지만 점점 굵어지고 선명해면서 성장이 점차 멈추지. 이제 막 겨드랑이에 털이 난다고 해서 너무 걱정할 필요 없어.

몸에 난 털 부끄러워하지 않기

겨드랑이, 인중, 다리, 팔에 털이 나거나 색이 진해져서 부끄럽게 생각하는 친구들이 있을 거야. 하지만 털은 우리 몸에 꼭 필요한 부분이야. 털이 많든 적든, 털 색깔이 진하든 옅든, 놀림의 대상이 될 수는 없어. 만약 털을 없애고 싶다면 제모를 하면 돼. 그런데 털을 없애는 도구들은 대부분 날카로워서 다칠 수 있어. 털 때문에 고민된다면 혼자 해결하려고 하지 말고 믿을 만한 어른에게 먼저 도움을 구하자.

나고 자라고 사라지는 털

팔과 다리에 나는 털은 체온을 유지하고 코털은 이물질을 걸러 내. 머리카락은 패션을 완성하는 필살기가 되기도 하지. 털이 나는 데는 나름의 이유가 있겠지만 겨드랑이나 생식기 주변의 털, 팔과 다리에 눈치 없이 많이 나는 털이 신경 쓰이거나 불편하다고 느낄 수 있어. 그렇지만 털은 부끄러운 게 아니라는 걸 꼭 명심해.

겨드랑이 털이든 생식기 주변에 나는 털이든 팔과 다리에 나는 털이든, 털은 성별에 관계없이 모두 나고 자라기 마련이야. 그것을 없앨지 그냥 둘지는 스스로 결정하는 거야. 또 남의 몸에 난 털을 두고 털이 많거나 적다고 말하는 것은 무례한 일이라는 점도 기억해 줘. 더군다나 털 역시 유전의 영향을 많이 받기 때문에 털이 나는 곳, 나는 양 모두 다를 수

밖에 없어.

다만 털을 없애기로 했다면 조금 더 안전하게 **제모**하는 방법도 알아 두는 게 좋아. 가장 흔한 방법은 **면도기**를 사용하는 거야. 특히 남성의 경우 코밑과 턱 주변의 털을 없애는 데 면도기를 사용해. 전기 면도기, 외날 면도기, 카트리지 면도기 등 종류가 다양하니 어른들과 상의해서 내게 맞는 제품을 고르는 게 좋아.

또 면도 전에는 미지근한 물로 얼굴을 씻어 피부와 털을 부드럽게 하고, 면도 크림(젤) 등을 발라 털이 나는 방향대로

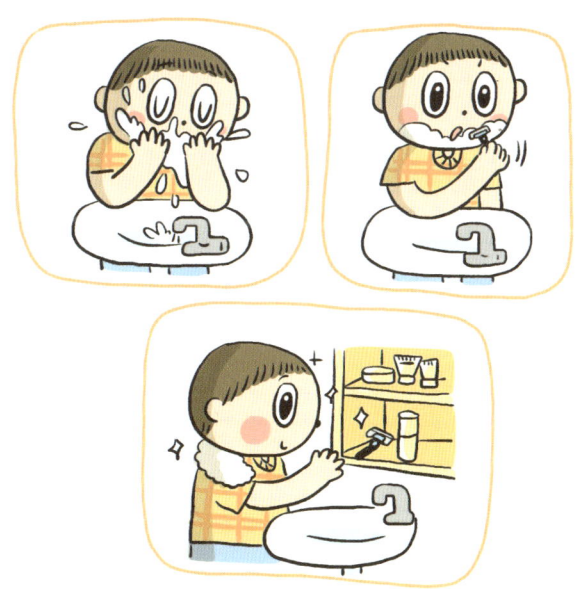

면도하면 상처를 예방할 수 있어. 무엇보다도 부드럽게 면도하는 게 중요한데, 피부를 너무 세게 당기지 말고 살짝 팽팽하게 하면 더 쉽게 면도할 수 있어. 또 면도 후에는 화장품을 발라 보습을 하고 면도기를 잘 씻어 두어야 해.

또 겨드랑이, 팔, 다리 등 사용 목적과 위치에 따라 모양이 다른 면도기도 있으니 고려해서 선택하도록 해. 그 밖에도 제모 크림을 쓰거나 왁싱숍을 이용할 수도 있지만 성장기라면 먼저 피부과 상담을 받아 보는 게 좋아.

마지막으로, 털이 나는 것과 키가 크지 않는 것을 연결 지어 걱정하는 친구들도 있어. 물론 둘 사이의 연관성이 아예 없는 건 아니야. 그렇다고 몇 가닥 털이 난다고 해서 성장이 멈추는 건 아니니까 너무 걱정하지 마. 오히려 내 몸에서 키 성장과 연관된 **테스토스테론**이 분비되고 있다는 뜻이니, 잘 먹고 잘 자면서 마지막 '키 클 타임'을 꽉 붙잡아 보자!

궁금해요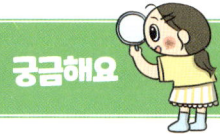

1. 털을 뽑으면 더 많이 나나요?

더 많이 나는 건 아니지만, 다시 자란 털이 굵고 진해 보여서 그렇게 느낄 수 있어. 털을 자주 뽑으면 피부가 자극을 받아 염증이 생길 수 있으니 조심해야 해.

2. 겨드랑이에 털이 나기 시작했어요. 언제까지 자라나요?

사람마다 다르지만 사춘기 후반이 되면 자라는 속도나 길이가 일정해져.

10. 자꾸 몸을 만지고 싶어

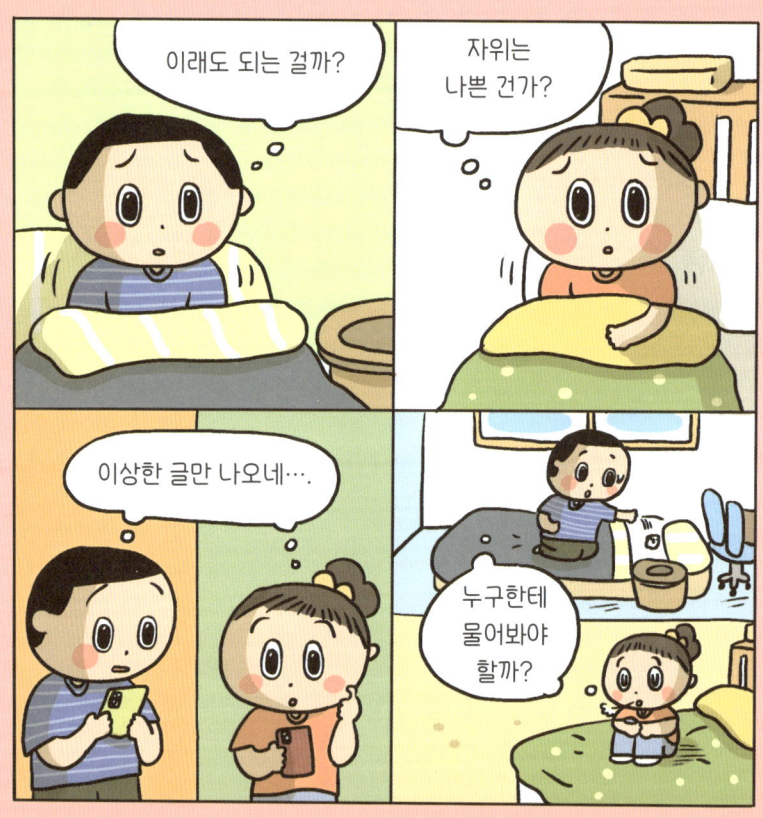

자꾸 손이 그쪽으로 가.
죄책감이 들고 누가 알게 될까 봐 두려워.

나를 있는 그대로 받아들이기

사춘기가 되면 몸과 마음에 여러 변화가 생겨. 이런 변화는 성숙해지는 과정 중 하나야. 그 과정에서 성적인 느낌이 들기도 하고, 내 몸을 스스로 만져 보고 싶은 마음이 생기기도 해. 성적 호기심과 욕구는 누구나 가질 수 있는 자연스러운 일이니까 자책할 필요 없어.

혼자, 안전하게, 깨끗하게

내 몸을 스스로 만지며 즐거움을 느끼거나 성적인 상상을 해 볼 수도 있지. 그런데 자위는 아무 데서나 해서는 안 돼. 꼭 혼자 있는 안전한 장소에서 해야 하고, 손을 깨끗이 씻는 게 먼저야. 손톱이 길거나 날카로우면 몸에 상처를 줄 수 있으니 조심해야 해.

흔적 치우기

자위를 하면 남성의 경우 정액이, 여성의 경우 질 분비물이 나올 수 있어. 이럴 땐 휴지로 깨끗이 닦고 샤워를 하자. 냄새가 날 수 있으니 속옷도 갈아입는 게 좋아.

내 몸을 아끼고 사랑하는 방법

우리는 지금까지 사춘기 때 나타나는 몸의 변화를 알아보았어. 이제 우리 몸이 변화를 위한 신호를 조금씩 보내왔다는 걸 알게 되었을 거야. 사실 이건 어린아이의 몸에서 성인의 몸으로 성장하는 과정이자 성적 존재로 성숙해지는 과정이기도 해.

그 과정에서 **성적 호기심**이나 욕구가 생기는 건 자연스러운 일이야. 그러니까 이런 생각이 들었다고 해서 자책하거나 부끄러워하지 않아도 돼. **성적 욕구**는 남성이나 여성, 청소년이나 성인으로 나눌 수 없는 생각과 행동이거든. 다만 자위를 하면서 불법적인 동영상을 본다든지, 지나친 자위로 성적 호기심을 키우면 잘못된 성적 관념을 가지게 될 수도 있으니 주의가 필요해.

하지만 자위 자체가 나쁜 것은 아니야. 이제부터 안전하고 건강하게 자위하는 방법을 알아보자. 우선 자위는 내 몸을 이해하고 소중히 여기는 행동이지만, 다른 사람이 보는 앞에서 하기에는 적절하지 않아. 그러니 꼭 혼자 있을 때 안전한 장소에서 하자. 자위를 하다 보면 정액이나 질 분비물이 나오는데 이런 것들이 몸에 남으면 냄새가 날 수 있어. 그러니 자위를 마치면 몸을 깨끗이 씻고, 사용한 휴지는 버리고 분비물이 묻은 속옷은 갈아입도록 해. 또 내 몸에 손대는 것이니 손을 깨끗하게 하고, 지나친 자극으로 몸에 상처를 내는 것은 피해야겠지? 상처를 통해 세균에 감염될 수 있거든.

물론 성적 호기심이나 욕구가 생긴다고 꼭 자위를 해야 하는 건 아니야. 운동이나 다른 방법으로도 해결할 수 있어. 자위를 한다고 손가락질 받을 이유가 없듯이, 하지 않는다고 해서 이상한 것도 아니야. 우리 몸은 신기하고 놀랍게도 시기에 맞춰 변화하고 있어. 때로는 갑작스러운 변화에 당황스러울 거야. 하지만 이제는 침착하게 내 몸의 변화와 인사해 보자.

"안녕! 기다리고 있었어." 하고 말이야.

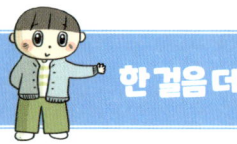 한걸음더

이건 알아 두자!

○ 자위는 누구나 할 수 있는 자연스러운 행동이야.

○ 자위를 해도 되고, 안 해도 괜찮아.

○ 성적인 생각이 드는 건 사춘기라서 생기는 자연스러운 변화야.

○ 자위 때문에 부끄럽거나 죄책감을 느낄 필요는 없어.

○ 운동이나 다른 방법으로도 성적 긴장을 풀 수 있어.

○ 자위에 대해 믿을 수 있는 어른과 이야기해도 괜찮아.

○ 무엇보다 중요한 건 내 몸과 감정을 소중히 여기는 마음이야.

건강한 자위 습관

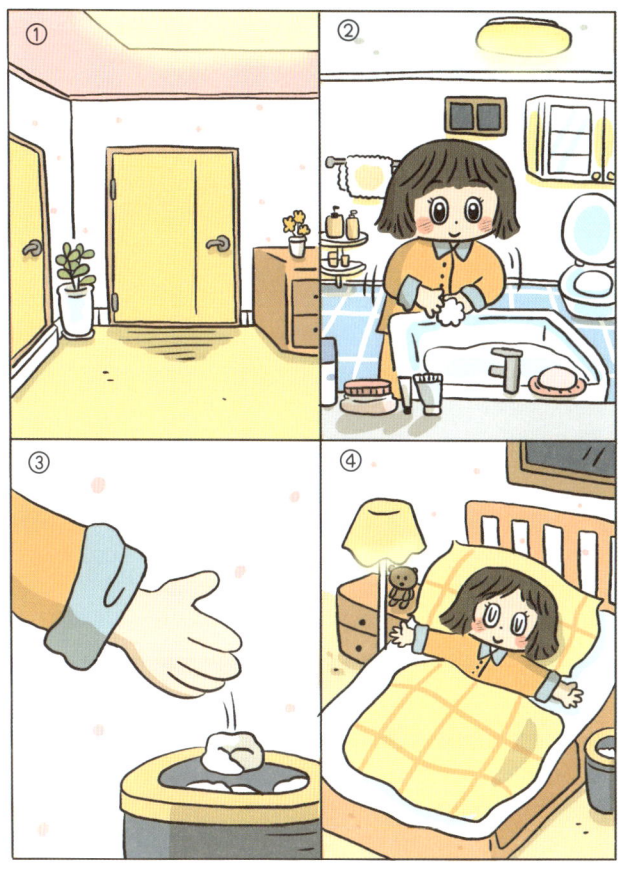

① 다른 사람에게 방해받지 않는 혼자만의 공간에서 해요.
② 몸을 깨끗이 씻은 뒤 시작해요.
③ 사용한 휴지는 버리고 손도 다시 깨끗이 씻어요.
④ 마무리한 후에는 마음 편하게 쉬어요.

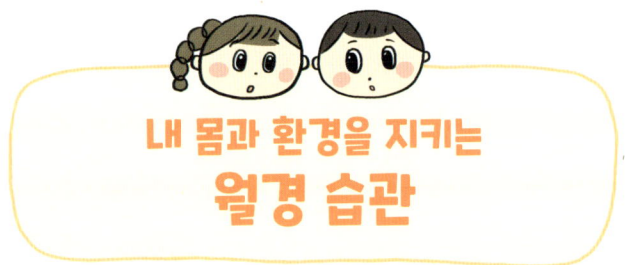

내 몸과 환경을 지키는
월경 습관

월경대, 흔히 '생리대'라고 부르는 월경용품은 초경(처음 월경을 시작하는 때)부터 매달 사용해야 해. 그렇다면 평생 얼마나 많이 쓰게 될까?

평균적으로 여성은 약 35~40년 동안 월경을 한다고 해. 한 달에 한 번, 약 일주일 동안 하루에 몇 개씩 사용한다고 생각해 봐. 그 숫자에 35를 곱하면 생각보다 훨씬 많을 거야.

이렇게 많은 월경대를 쓰게 되지만, 월경대는 다양한 문제를 일으킬 수 있어. 편리함을 위해 개발된 제품이지만 화학 성분이 들어 있어서 안전성 논란이 여전히 있거든. 게다가 월경대는 잘 분해되지 않아서 환경에도 좋지 않은 영향을 줘. 미세 플라스틱 문제는 말할 것도 없지. 그래서 우리는 똑똑하게 월경대를 골라야 해. 내 건강과 환경을 지키는 방법을 함께 찾아보자.

✏️ 월경대, 자세히 알아보자!

① 사용 기한을 확인하자

포장지 겉면에 작은 글씨로 적혀 있어.

② 성분을 확인하자

생리대는 크게 표지와 흡수체로 나뉘어 있어. 어떤 성분이 들어 있는지 직접 확인해 봐.

③ 모르는 성분은 같이 찾아보자

성분이 낯설 수 있어. 그럴 땐 부모님이나 보건 선생님에게 물어보고 같이 살펴보도록 하자.

🖉 나에게 맞는 월경용품 찾기

월경대를 꼭 사용하지 않아도 돼. 청소년기에 쓰기 좋은 건 월경 팬티나 면 월경대야. 조금 번거로울 수 있지만, 장단점을 비교해서 네 생활에 맞는 월경용품을 찾아보자.

🖉 월경대 똑똑하게 버리기

월경대를 버릴 때 휴지로 꽁꽁 감싸는 경우가 많아. 하지만 이렇게 하면 휴지를 많이 쓰게 돼. 사용한 월경대는 끝에서부터 작게 돌돌 말아 새 월경대 포장지로 감싸 버리자. 그러면 휴지 사용을 줄이고, 환경도 보호할 수 있어!

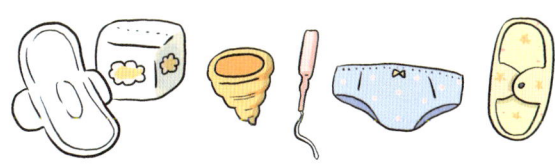

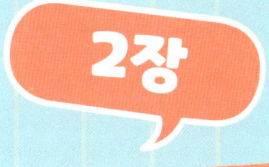

2장

자라나는 마음 돌보기

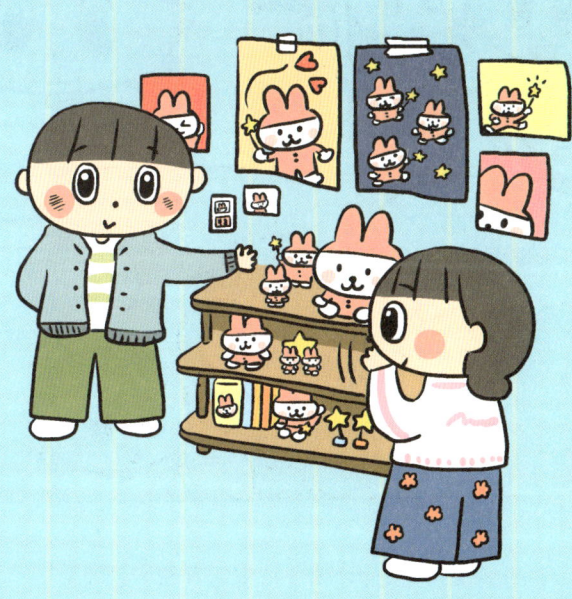

1. 나는 왜 이렇게 생긴 거죠?

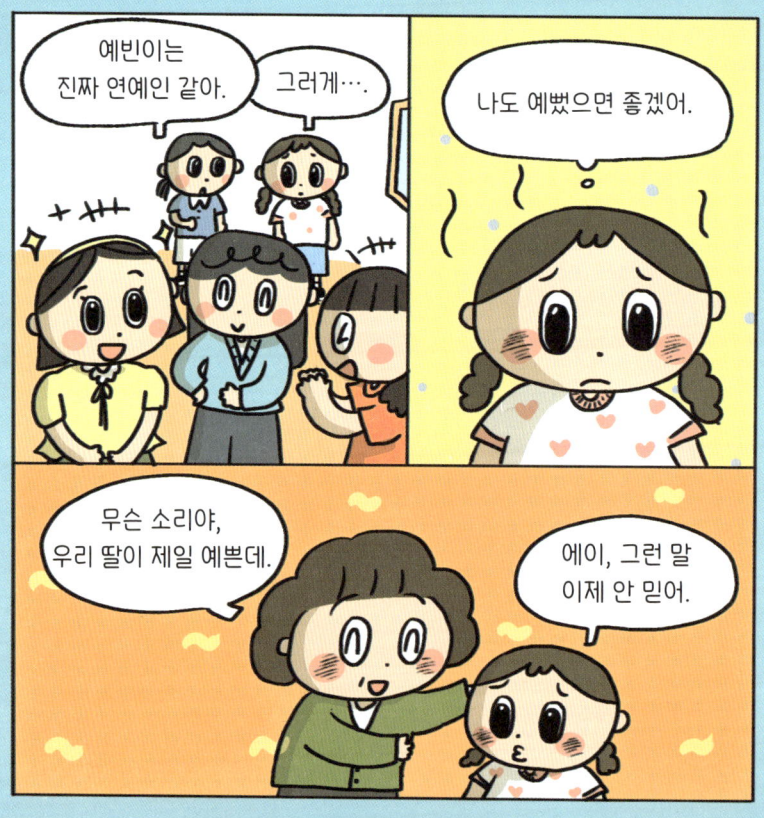

나만의 아름다움 찾기

백설 공주 이야기 속 여왕은 날마다 거울에게 "누가 세상에서 가장 예쁘니?" 하고 물었지. 여왕의 가장 큰 실수는 거울의 말을 그대로 믿은 거야. 요즘 사람들도 소셜 미디어나 TV, 광고 속 사람들을 마치 마법의 거울처럼 여기곤 해. 남과 비교하다 보면 나만의 아름다움을 놓칠 수 있어. 그러니 지금부터 나만의 아름다움을 하나씩 찾아보자!

나에게 집중하기

남과 비교하는 걸 멈추고 나에게 집중해 봐. 그러면 나만의 개성과 매력을 발견할 수 있을 거야. 아무리 봐도 장점을 찾기 어렵다면, 먼저 너만의 특징을 찾아보는 건 어떨까? 사람마다 생긴 모습이나 말투, 행동에 저마다 다른 특별한 무늬가 있어. 그 특징을 나답게 살리면, 그게 곧 너만의 장점이 될 거야.

겉보다 마음을 더 멋지게 가꾸기

겉모습만으로 얻은 관심은 오래가지 않아. 예의 없는 말이나 배려하지 않는 행동은 사람들의 마음을 멀어지게 만들거든. 그래서 내면을 가꾸는 게 중요해. 내면을 가꾼다는 건 세상을 넓게 보고, 남들보다 깊이 생각하는 힘을 기르는 일이야. 겉모습을 꾸미는 것보다 어렵게 느껴질 수도 있지만, 더 멋진 어른으로 자라는 길이기도 해. 당당한 마음으로 너만의 이야기를 채워 보자.

나다움을 찾아서

우리는 자라면서 많은 것을 배우고 알게 돼. 이런 배움은 우리가 살아가는 세상을 이해하는 데 도움을 주는 동시에 남들에게 보이는 '나 자신'을 인식하게 만들어.

"세상에서 네가 제일 예뻐(멋져)" 같은 말을 그대로 믿기 어려운 순간이 찾아오지. 그럴 땐 남들에게 어떻게 보일지 신경 쓰이기도 하고, 다른 사람과 비교하며 내 부족한 점만 자꾸 들여다보기도 해. 이런 변화는 누구에게나 자연스럽게 일어나지만, 거기에 너무 집착하면 자신감을 잃을 수 있어. 이런 상태를 흔히 **외모 콤플렉스**라고 불러. 외모 콤플렉스가 심해지면 스스로를 부정적으로 인식할 위험이 있어. 또 자기 자신을 부정적으로 바라보면 친구를 사귀거나 새로운 일에 도전하는 데 용기가 나지 않을 수 있지. 그렇다면 어떻게 해야 할까?

  먼저 '예쁘다', '멋지다' 같은 말들이 결국 누군가를 평가하는 표현이라는 걸 이해하면 좋겠어. 그 누구도 다른 사람을 비교하거나 평가할 권리는 없어. 남들의 시선에 휘둘리지 않도록 스스로 단단해지는 게 중요해. 2024년, 통계청에서 조사한 결과에 따르면 우리나라 청소년들은 공부, 진로 다음으로 외모에 대한 고민이 많다고 해. 그만큼 외모에 관심이 많다는 뜻이지만, 또 그만큼 자연스러운 현상이니 너무 심각하게 생각하지는 않았으면 해.

  운동이나 취미 활동, 명상처럼 몸과 마음을 돌볼 수 있는

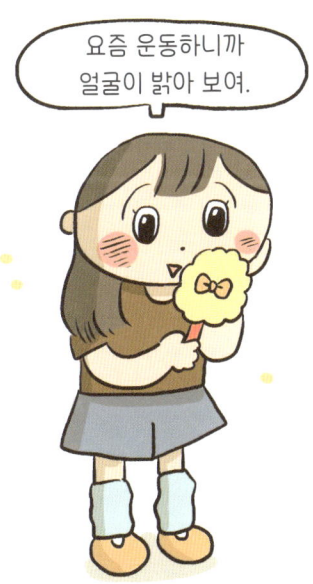

요즘 운동하니까 얼굴이 밝아 보여.

일에 관심을 가지는 것도 좋아. 그게 어렵다면 우선 가까운 곳부터 정리해 보자. 예를 들어, 책상, 가방 속, 사물함처럼 눈에 잘 띄지는 않지만, 내가 자주 쓰는 물건과 공간부터 깨끗하게 정돈하는 거야. 깔끔하게 정돈된 모습은 친구들에게 좋은 인상을 줄 수 있어.

또 자기 자신을 정성껏 돌보는 습관을 들여 보자. 깨끗한 옷을 입고, 샤워나 세수를 자주 하는 일부터 시작하는 거야. 사춘기에는 얼굴에 기름이 많이 생기고, 땀 냄새도 심해지거든. 아무리 멋진 옷을 입어도 이런 기본적인 돌봄이 부족하면 좋은 인상을 주기 어려워.

그리고 무엇보다 잘 먹고, 잘 자고, 잘 놀자! 어쩌면 엉뚱하게 들릴지 모르지만, 건강한 몸은 어떤 일이든 자신 있게 해내는 힘이 돼. 즐겁게 웃고 신나게 움직이는 사람은 겉모습과 상관없이 멋져 보이거든. 당당한 모습이야말로 진짜 매력이야.

아름다움의 기준은 시대마다, 사람마다, 문화마다 달라. 예쁘고 멋지다는 연예인도 각자의 매력이 다르잖아. 작고 날카로운 눈, 주근깨가 있는 피부처럼 조금 특별해 보이는 모습도 충분히 멋질 수 있어. 중요한 건 그 사람들이 자신의 개성을 사랑하고 잘 표현한다는 점이야. 혹시 지금 마음에 들지 않는 내 모습이 있다면 이렇게 생각해 보는 건 어때?

"이건 세상에 하나뿐인 나만의 개성일지도 몰라!"

함께해요

나다움을 위한 습관 만들기

나를 더 아끼고 사랑하기 위해 어떤 습관을 만들면 좋을까? 아래 예시를 참고해서 내가 만들고 싶은 습관도 함께 적어 보자!

1. 매일 자기 전에 책상 정리하기
2. 세수하고 좋은 향이 나는 로션 바르기
3. 하루에 한 번 '오늘 내가 잘한 일' 적어 보기

내가 만들고 싶은 습관

1. _____
2. _____
3. _____

2. 친구들이 식판을 쳐다보는 것 같아

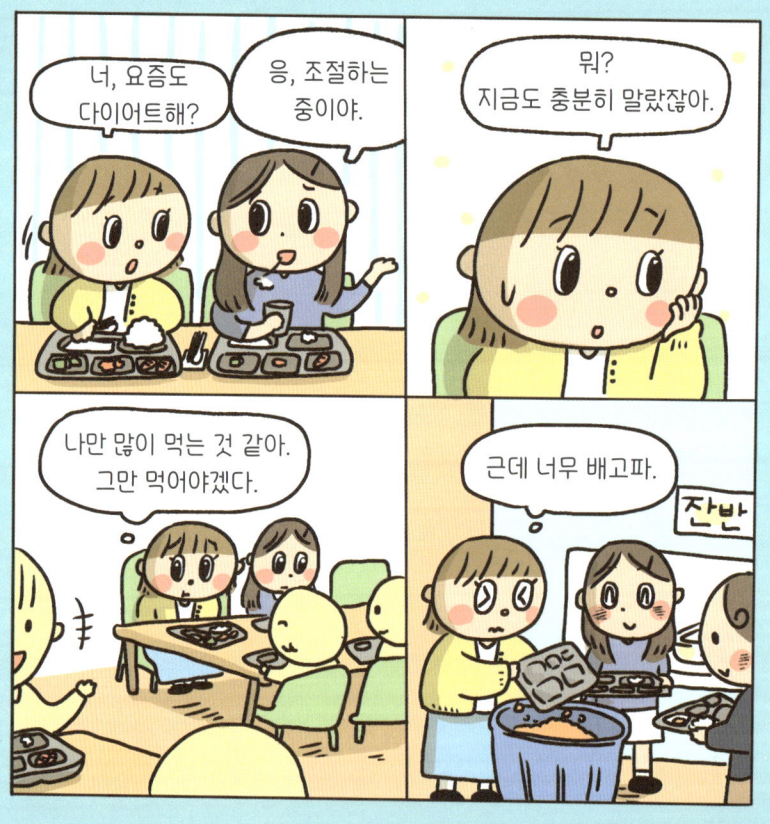

배고파도 참자. 조금만 더 살을 빼면
훨씬 더 예뻐질 거야.

마른 몸 대신 건강한 몸 생각하기

가느다란 발목에 양말이 자꾸 흘러내리고, 어떤 옷을 입어도 군살이 보이지 않는 몸매를 꿈꾼 적 있니? 그건 네가 보고 듣는 것들과 관련이 있어. 하지만 정말 마른 몸이 되려면 많은 것을 포기해야 할지도 몰라. 때로는 건강까지 해칠 수 있지. 그러니까 이제는 '건강하게 사는 법'을 꼼꼼하게 알아보자.

다이어트 제대로 알기

다이어트는 단순히 살을 빼는 게 아니야. 내 몸에 해로운 음식은 피하고, 건강에 좋은 음식을 골고루 먹는 식습관을 말해. 젤리나 0칼로리 음료만 먹으면서 버티는 건 몸에 좋지 않아. 대신 평소에 잘 먹지 않던 채소를 맛있게 먹고, 밥도 꼭꼭 씹어 먹자. 내 몸을 아끼는 건강한 다이어트를 시작해 보는 거야.

운동으로 건강 챙기기

굶지 않고 몸을 움직이는 방법도 있어. 바로 운동이야. 운동으로 생긴 근육은 바른 자세를 만드는 데 도움을 줘. 먼저 크게 숨을 들이마시고 천천히 내쉬어 보자. 숨을 들이마실 땐 배를 최대한 부풀리고, 내쉴 땐 배를 안쪽으로 넣으면서 뱉어 봐. 이렇게 숨 쉬는 것만으로도 운동이 될 수 있어. 내 몸 구석구석에 신선한 산소가 가득 퍼지는 걸 상상하면서 자신에게 잘 맞는 운동을 찾아보자!

몸은 마음과 연결되어 있어

"살만 빼면 진짜 예쁠 텐데."

"언제 다이어트 할래?"

"출렁이는 거, 뱃살 맞지?"

"살이 찌니까 뭘 입어도 안 예쁘네."

살면서 한 번쯤은 '살'에 대한 이야기를 들어 봤을 거야. 인간은 모두 뼈와 살로 이루어져 있다는데, 우리는 왜 이렇게 '살'에 냉정할까? 마치 없어져야 하는 것처럼 말이야.

이런 생각은 우리가 보고 듣는 것들과도 관련이 있어. 닮고 싶은 아이돌, '좋아요'를 많이 받는 인플루언서, 운동과 식단으로 몸매를 관리하는 연예인들…. 이런 모습을 계속 보면 '나도 **다이어트**를 해야 하나?'라는 생각이 들 수 있어.

특히 사춘기에는 다른 사람에게 보이는 내 모습이 더 신경 쓰이지. 그러다 보니 유명인과 내 몸을 비교하고, 나 자신에게 만족하지 못하는 경우도 많아져. 하필이면 오늘 급식 메뉴가 치킨이고, 하필이면 친구가 떡볶이를 사 준다고 해도 먹는 게 두려워질 수 있어. 괜히 먹고 나서 토하거나, 입에 넣고 씹은 다음 뱉거나, 아예 먹는 걸 거부하는 일도 생길 수 있지. 심지어 충분히 말랐는데도 말이야.

반대로 자제력을 잃고 음식을 너무 많이 먹는 폭식증이 나타날 수도 있어. 이건 단순한 식탐이 아니야. 먹고 있는지도 모른 채 계속 먹게 되고, 나중에는 그런 자신을 미워하게 되지.

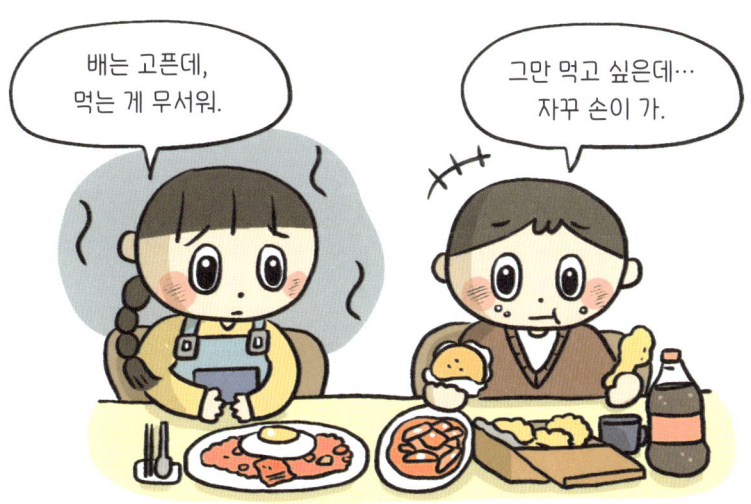

이런 모습들은 **섭식 장애**라고 부르는 병의 대표적인 증상이야. 일상에서 조금이라도 증세가 보인다면 부모님과 전문가에게 반드시 도움을 요청해야 해.

처음엔 너도나도, 여기저기서 하는 다이어트니까 별생각 없이 시작했을지도 몰라. '요즘 살 빠지더니 예뻐졌다.'라는 말 한마디 때문일 수도 있지. 하지만 몸과 마음은 연결되어 있어. 건강한 마음은 내 몸을 있는 그대로 사랑하는 데서 시작돼. 누가 뭐라고 해도 내 몸의 주인은 나야. 그러니 더 많이 사랑하고 존중해 줘야 해.

내 몸을 어떻게 사랑하냐고? 건강한 음식을 잘 챙겨 먹고, 조금씩이라도 운동을 해 봐. 가끔 향 좋은 로션을 바르는 것도 도움이 돼. 하지만 무엇보다 중요한 건 바로 내 모습을 당당하고 자신 있게 바라보는 거야.

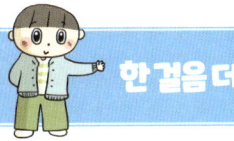 한걸음더

왜 영양소를 골고루 섭취해야 할까?

○ 여러 가지 음식을 먹어야 몸이 잘 자라

탄수화물, 단백질, 지방, 비타민, 무기질은 각각 몸에서 하는 일이 달라. 이 중에 하나라도 부족하면 성장이 느려지고 쉽게 아플 수 있어.

○ 뇌도 에너지가 있어야 움직여

공부를 잘하려면 뇌에도 에너지가 필요해. 아침을 거르거나 편식하면 집중력이 떨어지고, 졸리거나 쉽게 짜증이 날 수 있어. 뇌가 제대로 움직이려면 영양소가 필요하다는 거 꼭 기억하자.

○ 굶는 다이어트는 건강에 좋지 않아

음식을 너무 적게 먹으면 근육이 줄어들어. 단백질과 칼슘이 부족하면 키 성장에도 방해가 돼. 진짜 다이어트는 '먹지 않는'게 아니야! 운동을 꾸준히 하면서 밥, 채소, 고기, 과일을 골고루 먹는 게 건강한 다이어트야.

3. 나도 짜증 내고 싶지 않아

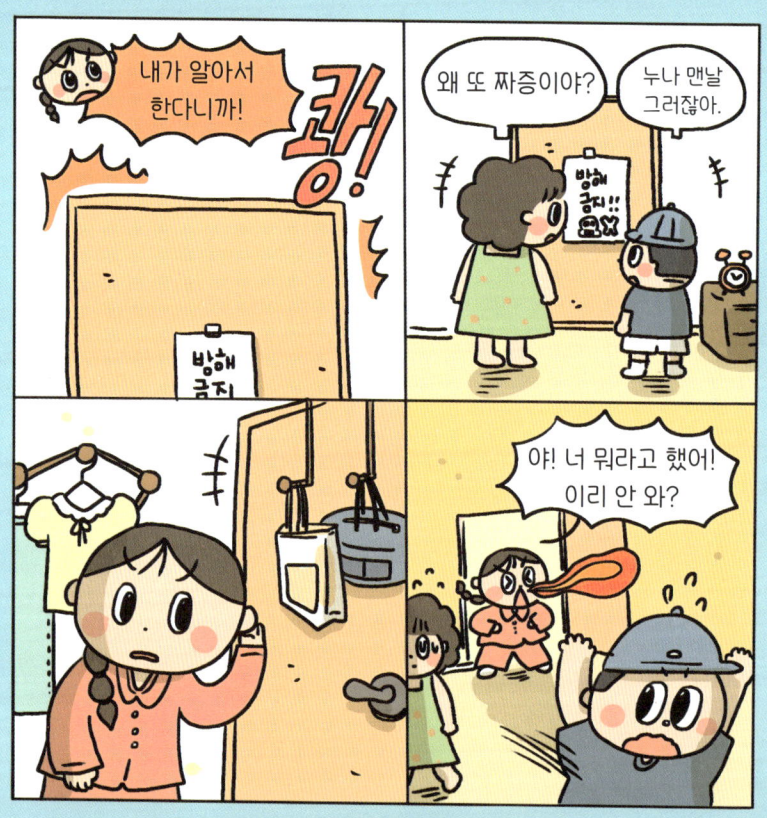

어른들은 내 말을 잘 믿어 주지 않아.

혼자 하겠다는 내가 잘못된 거야?

자라는 뇌를 위해 심호흡하기

지금 너의 뇌는 점점 더 똑똑해지고 있어. 사춘기를 겪으면서 사고력, 기억력, 판단력 같은 인지 능력이 향상되는 동시에 계획, 판단, 자기 억제 능력도 함께 자라고 있지. 이 모든 게 뇌 발달 덕분이야.

특히 이 시기에 나오는 테스토스테론이라는 호르몬은 뇌를 자극해서 감정적으로 더 예민하게 만들기도 해. 네가 느끼는 걱정이나 혼란, 감정의 변화가 심한 것도 바로 뇌가 자라면서 열심히 일하고 있다는 뜻이야. 복잡한 마음이 들 땐, 일단 크게 심호흡! 자라는 뇌를 위한 작은 응원이라고 생각해 봐.

혼자 할 수 있는 일 정리하기

뇌의 발달과 호르몬 분비로 마음에도 변화가 생겨. 예전엔 괜찮았던 일이 갑자기 귀찮게 느껴지고, 어른들의 도움이나 말이 간섭처럼 느껴질 수 있어. 왜냐하면 이제 너 혼자서 할 수 있는 일이 많아졌고, 다른 사람과 꼭 나누고 싶지 않은 너만의 세상이 넓어졌기 때문이야. 그럴 땐 혼자 끙끙대지 말고, 내가 정말 혼자 할 수 있는 일과 누군가의 도움이 필요한 일을 나눠 보자. 가끔은 불편하더라도 함께해야 하는 순간들도 있어. 혼자 잘하는 것도 멋지지만 다른 사람과 잘 어울리는 것도 멋진 일이거든.

몸이 자라는 만큼 마음도

마음은 눈에 보이지 않지만, 사람들은 '마음이 아프다, 마음이 자란다, 마음이 좋다, 마음이 예쁘다' 같은 말을 자주 해. 마음은 정말 보이지 않는 걸까? 그렇지 않아. 사실 마음은 눈빛이나 말투, 표정으로 자연스럽게 드러나.

내 마음은 내가 먼저 알아차려야 하지만 가끔은 다른 사람이 먼저 알아채기도 해. 그럴 땐 부끄럽기도 하고 고맙기도 한 복잡한 마음이 들지. **지금 네 마음은 어때?** 사실 우리는 마음을 들여다보거나 솔직하게 표현하는 게 익숙하지 않아서, 가끔 '개짜증', '개빡쳐' 같은 말로 내 진짜 마음을 감추기도 해. 하지만 마음을 찬찬히 들여다보면, 내가 어떤 감정을 느끼는지 알 수 있어. 예를 들어, 어떤 일이 생각처럼 잘되지 않거나 사람들이 나를 무시하는 것 같은 기분이 들면 짜증이 나고 화가 나지. 그런데 한발 물러서서 생각해 보면 그 속에는 '내 힘으로 해내고 싶다'는 마음이 숨어 있을지도 몰라. '날 좀 내버려두면 좋겠어!'라는 말 뒤에는 독립하고 싶은 마음이 숨어 있는 거지.

지금 내 상황을 있는 그대로 바라보고, 내 감정과 바라는 것을 자세히 들여다보면 내 마음과 가까워질 수 있어. 물론 이런 과정이 쉬운 건 아니야. '난 이미 화났는데 뭘 생각하라는 거야?'라고 말할 수도 있어. 그럴 땐 5초 동안 눈을 감았다가 다시 떠 봐. 마음속에 작은 구멍이 생겨서 그곳으로 뜨거운 감정이 휘리릭 빠져나갈 수도 있으니까.

물론 이런 방법이 언제나 통하는 건 아니야. 특히 사춘기에는 더 쉽지 않아. 지금처럼 마음이 복잡한 건, 아기일 때 겨우 350그램이던 뇌가 1300~1500그램까지 자라는 과정에서 생기는 자연스러운 변화이기도 해.

사춘기에는 뇌의 앞부분인 전두엽과 그 앞쪽의 전전두엽이 발달해. 이곳은 자기 통제나 계획, 판단 같은 감정의 영역과 깊은 관련이 있어. 덕분에 기억력이나 사고력, 추리력 같은 똑똑한 생각을 할 수 있게 도와주기도 하지. 그래서 머릿

속으로는 충분히 할 수 있을 것 같은 일도 실제로 해 보면 잘 안되는 경우가 많아. 그럴 땐 목표를 정하고 차근차근 도전해 봐. 라면 끓이기, 물건 조립하기, 대중교통 타고 이동하기 등 혼자서 할 수 있는 일부터 하나씩 해 보는 거야.

  지금 마음이 복잡한 건 자연스러운 일이야. 그렇지만 다른 사람에게 피해를 주면 안 되겠지? 내 마음과 자주 이야기하면서 어떻게 하면 더 나은 방향으로 표현할 수 있을지 연습해 보자!

함께해요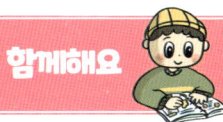

마음을 가라앉히는 방법

마음이 너무 복잡하거나 화가 날 때, 바로 반응하기보다 잠깐 멈춰서 나를 진정시키는 방법이 필요해. 아래 방법들을 한번 따라 해볼까?

1. 심호흡을 해 봐

숨을 깊이 들이마시고, 천천히 내쉬어 봐. 숨을 쉴 때마다 마음도 조금씩 가라앉을 거야.

2. 연필이나 작은 물건을 꽉 쥐었다가 천천히 펴 봐

손에 힘을 주었다가 풀면, 몸의 긴장도 함께 풀릴 거야.

3. 조용한 곳으로 살짝 자리를 옮겨 봐

시끄러운 공간에서 벗어나 잠시만 조용한 곳에 있어도 생각이 정리되고 마음이 차분해질 거야.

4. 믿을 수 있는 사람에게 도움을 요청해 봐

"나 지금 좀 힘들어. 같이 이야기해 줄 수 있어?" 하고 네 마음을 솔직하게 표현하면 도움을 받을 수 있을 거야.

4. 알고 있는데, 끊을 수가 없어

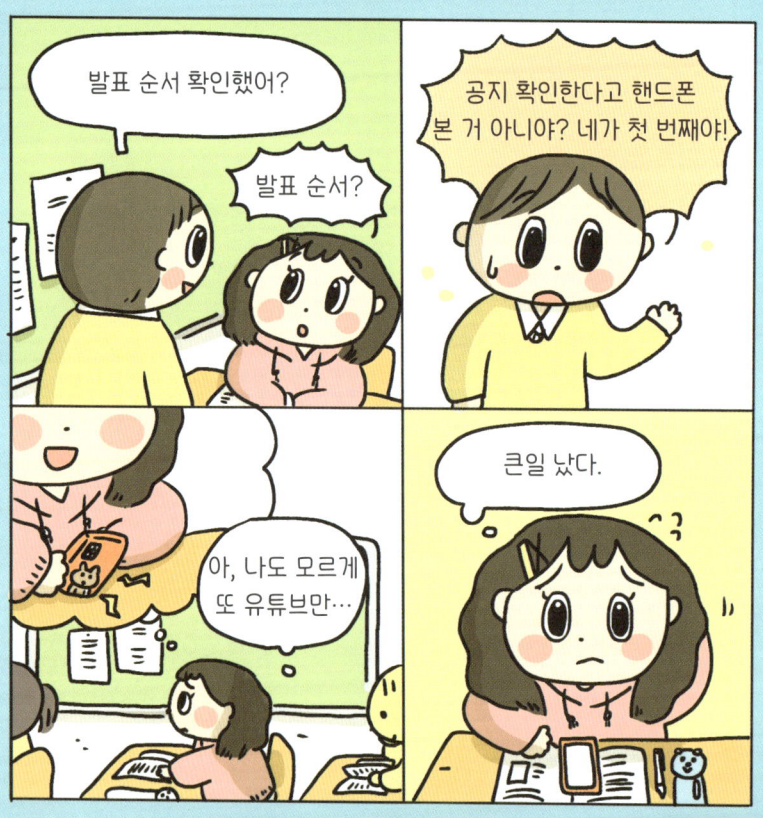

스마트폰을 켰다가 엉뚱한 것만 봤어.
이런 게 중독일까?

디지털 디톡스 시간 갖기

디톡스는 몸에 쌓인 독소를 빼내어 건강을 되찾는 방법이야. 건강한 식단으로 몸을 회복하듯이, 디지털 디톡스는 잠시 디지털 기기를 내려놓고 몸과 마음의 균형을 되찾는 것을 말해. 독서나 운동을 하거나 친구들과 직접 만나서 이야기를 나누며 일상을 회복하는 거지.

작은 약속부터 차근차근 지키기

스마트폰 좀 그만 보라는 말이 잔소리처럼 들려도 마음 한구석에서는 '맞는 말이긴 해….'라는 생각이 들 거야. 그렇다면 '이제 절대 안 볼 거야!' 같은 큰 약속보다는 원래 보던 시간에서 30분이나 1시간씩 줄여 보는 건 어때? 작은 약속이라도 계속 지키다 보면 뿌듯함도 느끼고 더 높은 목표도 실천할 수 있을 거야.

자극이 적은 활동 늘리기

즐겁거나 성취감을 느끼는 활동을 하면 우리 뇌는 도파민을 분비해. 이 과정에서 느끼는 쾌감 때문에 우리 뇌는 같은 쾌감을 또 느끼고 싶어 한대. 그래서 마치 중독된 것처럼 자꾸 숏폼 영상이나 게임에 손이 가는 거야. 스마트폰은 잠깐 끄고 산책하거나 친구를 만나 보는 건 어때? 아니면 지금 이 책을 끝까지 읽어 보는 것도 좋겠다.

'아뿔싸!' 중독에서 벗어나려면

맛있는 음식을 먹거나 목표를 달성하면 기분이 좋아지지? 우리는 그 즐거움을 다시 느끼고 싶어서 또 맛있는 걸 먹거나 새로운 목표에 도전하고는 해.

하지만 이런 현상이 SNS, 게임 같은 자극적인 활동과 만나면 문제가 생겨. '잠깐만' 하고 켠 릴스를 시간 가는 줄 모르고 본 적 있다면 아뿔싸! 이미 중독된 거야.

이 중독의 범인은 바로 **도파민**이라는 물질이야. 도파민은 '쾌락 호르몬'이라고도 불리는데, 즐거울 때 분비되는 물질이기 때문이야. 즐거운 활동을 하면 뇌가 이 물질을 내보내. 그 덕분에 우리는 즐거움을 느끼고, 다시 그 기분을 느끼고 싶어서 똑같은 행동을 반복하지. 가끔은 나도 모르게, 또는 알면서도 같은 행동을 또 하는 이유가 바로 이것 때문이야.

특히 사춘기에는 도파민에 더 민감해서 스마트폰에 더 쉽게 빠져들 수 있어. 도파민 중독이 무서운 이유는 내성이 생기기 때문이야. 처음에는 재미있던 일도 여러 번 반복하면 흥미가 떨어지잖아. 도파민에 중독된 뇌도 점점 더 강한 자극을 요구해. 그러다 보면 자극적이고 선정적인 영상만 찾게 되는 거지.

이렇게 자극에만 반응하는 뇌를 **팝콘 브레인**이라고 불러. 옥수수알이 뜨거운 열에 반응해 팝콘으로 펑 튀어 오르듯, 우리 뇌도 자극적인 것에만 반응한다는 의미야. 바람이 불고 꽃이 피고 해가 지는 일들에 무덤덤해지는 거지. 집중력이

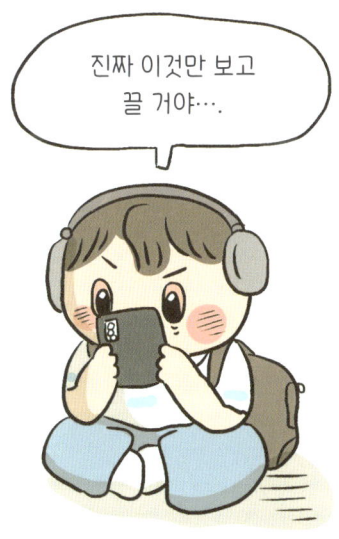

떨어지고 감정 조절도 점점 어려워져.

그렇다면 어떻게 해야 할까? 먼저 스스로 인식하는 것이 가장 중요해. 내가 문제를 느끼지 못하면 다른 사람의 걱정이나 조언은 잔소리처럼 들릴 뿐이니까. 하지만 알게 되었다고 해서 바로 고치긴 쉽지 않아. 특히 요즘은 언제 어디서나 스마트폰을 쓸 수 있으니까 더 어렵지.

그렇지만 네가 결심했다면 디지털 기기 사용 시간을 줄이거나 다른 도전으로 관심사를 돌리는 방법도 있어. 예를 들어, '사용 시간 줄이기' 습관을 만들어 보는 거야. 그걸 성공했을 때 느끼는 성취감이 또 다른 도파민으로 돌아오게 되는 거지. 그러면 스트레스보다는 도전에 성공했다는 기쁨이 더 커질 거야.

사실 도파민 자체가 나쁜 건 아니야. 즐거운 일을 다시 하고 싶은 마음은, 네가 하고 싶은 일에 도전하게 만드는 힘이 될 수 있어. 중요한 건 어떤 활동에서 그 즐거움을 느낄지 스스로 선택하는 거야.

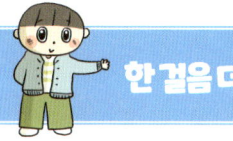 **한 걸음 더**

스마트폰 중독 자가 진단표

1. 스마트폰의 지나친 사용으로 학교 성적이 떨어졌다. (O / X)
2. 스마트폰 사용으로 계획한 일(공부, 숙제 또는 학원 수강 등)을 하기 어렵다. (O / X)
3. 수시로 스마트폰을 사용하다가 지적을 받은 적이 있다. (O / X)
4. 가족이나 친구들과 함께 있는 것보다 스마트폰을 사용하는 것이 더 즐겁다. (O / X)
5. 스마트폰을 사용할 수 없게 된다면 견디기 힘들 것이다. (O / X)
6. 스마트폰이 없으면 안절부절못하고 초조해진다. (O / X)
7. 스마트폰 사용 시간을 줄이려고 해 보았지만 실패한다. (O / X)
8. 스마트폰 사용 시간을 스스로 조절할 수 없다. (O / X)
9. 스마트폰을 사용할 때 '그만해야지'라고 생각하면서도 계속한다. (O / X)
10. 스마트폰 사용에 많은 시간을 보내는 것이 습관화되었다. (O / X)

(출처: 한국지능정보사회진흥원)

O가 4개 이상이라면 스마트폰 사용 습관을 꼭 돌아봐야 해! 지금처럼 계속 쓰다 보면 건강, 수면, 공부에도 영향을 줄 수 있어.

5. 내 취향이 문제일까?

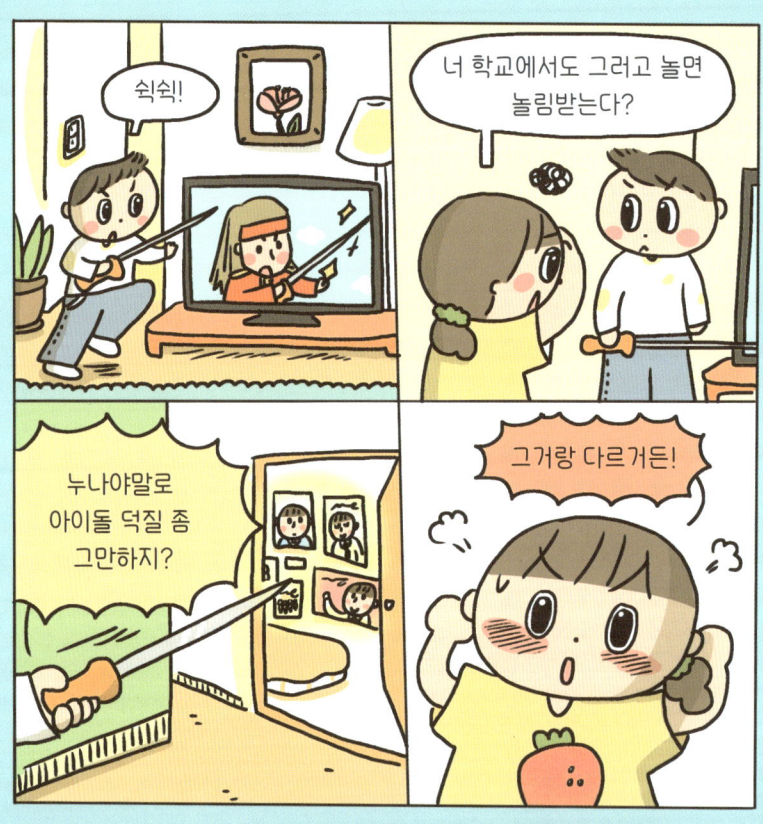

누나가 하는 아이돌 덕질이나
내가 보는 만화가 잘못된 걸까?

균형 찾아가기

심장이 마구 뛸 만큼 좋아하는 게 있다면 그건 행복한 일이야. 지루하고 힘든 하루를 견딜 수 있게 해 주고, 하고 싶지 않은 일도 참아 가며 할 수 있거든. 하지만 한쪽으로만 치우쳐서 사람들과 소통이 단절되면 문제가 생겨. 만약 누군가 네게 "다른 분야에도 관심을 가져 보면 어때?"라고 말한다면, 그건 네 취향을 무시하는 게 아니라 너의 관심이 너무 한쪽으로만 쏠릴까 봐 걱정하는 마음일 거야.

다른 것을 위한 출발점으로 생각하기

공부가 싫은 가장 큰 이유는 '하기 싫은 것'을 억지로 해야 하기 때문일 거야. 하지만 네가 좋아하는 걸 통해 배울 수 있다면 어떨까? 외국어와 음악, 그림처럼 네가 좋아하는 것과 연결해서 배우는 방법을 찾아보는 거야.

생각을 표현하는 다른 방법 찾아보기

누구나 자기 생각이나 마음을 표현하고 싶어 해. 아마 너도 지금 좋아하는 활동으로 너만의 바람을 표현하고 있을 거야. 하지만 다른 방법으로도 너의 생각을 드러낼 수 있지 않을까? 아니, 그보다 먼저 지금 네가 진짜 바라는 게 무엇인지 한번 생각해 봐.

덕질이 나쁜 게 아니라

문화는 사람들이 만들어 가는 현상이야. 다양한 사람들이 두루 좋아하는 문화가 있는가 하면 특정한 사람들만 좋아하는 문화도 있어. 이렇게 비슷한 취향이나 가치관을 가진 사람들이 함께 즐기는 문화를 **서브컬쳐**라고 해. 오늘날 세계에서 큰 인기를 끌고 있는 케이팝과 아이돌 팬덤, 일본 애니메이션, 코스튬 플레이, 게임 같은 것들이 바로 서브컬쳐야.

하지만 모두가 너의 관심사를 인정해 주는 건 아니야. 말도 안 되는 이상한 걸 좋아한다고 비난할 수도 있지. 그런 경험이 쌓이면 점점 숨어서 혼자 즐기게 되고, 너와 비슷한 취향을 가진 사람들과만 어울리고 싶어질 거야. 처음에는 편하고 재미있을지 몰라도, 그 과정에서 가족이나 친구들과 멀어진다면 문제가 될 수 있어.

어떻게 하면 너의 취향을 존중받을 수 있을까? 먼저 네 덕질이 현실 속 사람들과의 관계를 방해하지 않아야 해. 문을 꼭꼭 잠그고 혼자만의 세계에 빠져든다면 그건 현실을 피하는 것처럼 보일 수 있거든. 네가 좋아하는 것을 당당하게 사람들과 나눌 수 있길 바라. 만약 누군가에게 보여 주기 부끄럽다면 일단 스스로에게 물어봐. '내가 이걸 왜 좋아하지?', '계속 좋아해도 될까?' 진지하게 생각해 보는 거야.

판타지와 **SF**는 서브컬쳐의 대표적인 키워드야. 이 장르들은 이룰 수 없는 일들이나 아직 오지 않은 미래 사회를 전혀

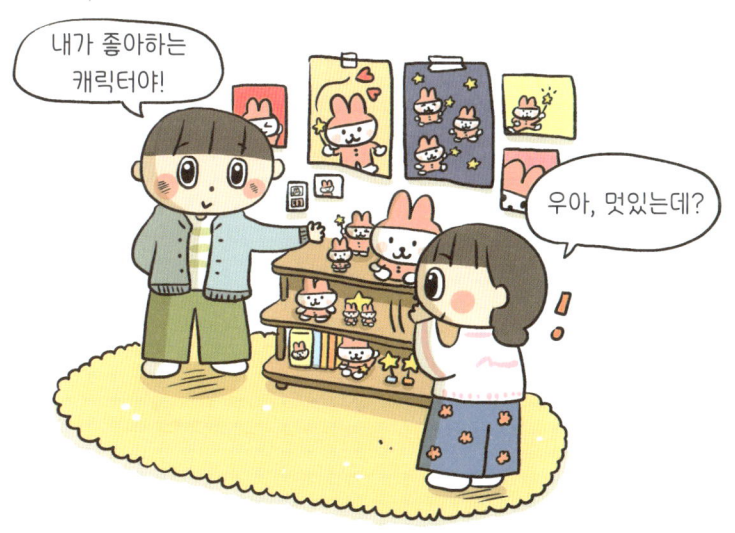

새로운 방식으로 보여 줘. 처음엔 터무니없는 상상이라고 무시당했지만, 지금은 문학, 영화, 웹툰 같은 다양한 분야에서 멋지게 빛나고 있지.

왜 그럴까? 서브컬처 콘텐츠는 현실에서 경험하기 어려운 마음속 바람과 감정을 다양하게 표현할 수 있기 때문이야. 화려한 그림체나 빠르게 전개되는 이야기만으로 웹툰이나 일본 만화를 좋아한다고 생각할 수 있어. 하지만 자세히 들여다보면, 그 안에는 너의 관심사나 바람이 담겨 있을지도 몰라. 예를 들어, 배구를 소재로 한 만화인 〈하이큐〉를 보면서 스포츠에 대한 열정과 팀워크에 끌릴 수도 있고, 오컬트 만화인 〈주술회전〉이나 〈귀멸의 칼날〉처럼 보이지 않는 세계를 다룬 이야기를 보면서 우리가 사는 현실을 다시 한번 의심해 보거나, 알 수 없는 것에 대한 호기심을 느낄 수도 있어. 단순히 '재미있어서'가 아니라, 그 이야기 속에는 네가 좋아하는 것과 두려워하는 것, 그리고 궁금해하는 마음이 함께 담겨 있어 더 특별하게 느껴지는 거야.

마지막으로, 너의 덕질이 단순한 취미에 그치지 않고, 현실에서 너를 더 단단하게 만드는 발판이 되길 바라. 처음에는 재미로 시작했겠지만, 그 안에 담긴 생각을 따라 너만의 창작 세계나 새로운 발견으로 이어지면 좋겠어. 우리가 보고 듣는 것들은 결국 세상을 바라보는 태도와 연결돼. 네 세상이 '덕질 속 세상'이 아니라 '덕질이 네 세상의 일부'가 되길 바라.

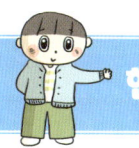

한 걸음 더

성공적인 덕질 생활을 위한 나만의 기준 세우기

○ 나의 취향을 존중받고 싶은 만큼 다른 사람의 취향도 존중하기

○ 좋아하는 마음은 표현하되, 상대방에게 부담을 주지 않기

○ 악플을 달거나 무단 공유하지 않기

○ 좋아하는 마음을 멋지게 여기고 스스로 자랑스럽게 생각하기

○ 건강이나 공부에 지장이 없는지 체크하기

6. 친구를 좋아하면 안 되는 걸까?

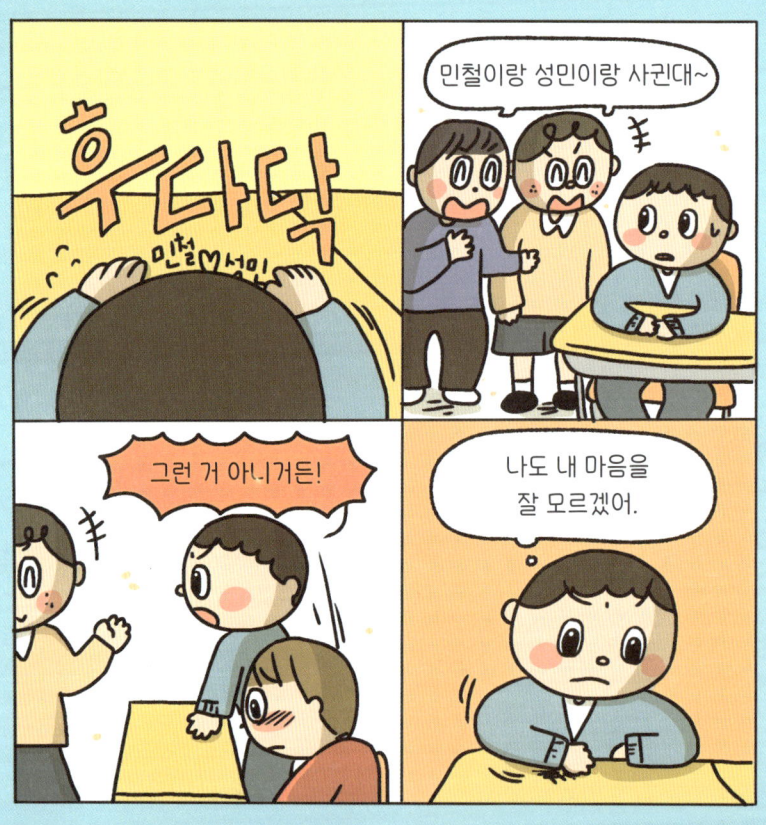

애들이 자꾸 '게이' 같다고 놀리니까
내 마음이 혼란스러워.

탐색의 시간 갖기

사춘기는 자신이 좋아하는 것, 잘할 수 있는 것을 찾아 가는 시기야. 동시에 자신이 어떤 사람인지 스스로 생각해 보는 시간이기도 하지. 성(性)에 관한 생각도 마찬가지야. 태어날 때 정해진 성별대로 살아가는 사람도 있지만, 자신의 성별에 물음표를 던지는 사람도 있어. 그런 질문을 던지는 건 잘못이 아니야. 다만 물음표가 바로 마침표가 되어선 안 돼. 충분한 시간이 필요한 질문이니까 조급해하지 말고 천천히 너를 알아 가는 시간을 가져 봐.

신뢰할 만한 사람들과 대화 나누기

타고난 성별과 스스로 느끼는 성별이 다르게 느껴질 수도 있어. 그럴 땐 네가 신뢰할 수 있는 사람들과 대화해 봐. 부모님이나 선생님처럼 가까운 어른일 수도 있고, 마음이 복잡할 땐 전문가의 도움을 받는 것도 좋아.

다른 친구들을 함부로 평가하지 않기

외모에 대해 함부로 말하면 안 되듯이 친구의 성적 지향에 대해서도 평가하거나 놀리는 행동은 절대 해서는 안 돼. 어떤 행동만 보고 그 친구가 어떤 사람인지 마음대로 단정 짓는 건 옳지 않아.

성 정체성이 고민이라면

사람은 태어날 때 성별이 정해져. 보통은 생식기 형태에 따라 남과 여로 구분되지. 이 성별은 네가 선택한 것도 부모님이 선택한 것도 아니야. 그냥 그렇게 태어난 거야. 하지만 자라면서 자신에 대해 더 많이 알게 되고, 타고난 성별에 의문이 생길 수도 있어. 스스로 생각하는 성별이 타고난 성별과 같을 수도 있고 다를 수도 있다는 의미야.

내가 스스로 느끼는 나의 성별을 **성 정체성**이라고 해. 사춘기는 자신에 대한 탐색을 거쳐 '성 정체성'을 형성하는 시기야. 이 과정을 거치며 세상이 꼭 '남'과 '여' 둘만 있는 건 아니라는 생각이 들 수도 있고, 같은 성별이나 양쪽 성별 모두에게 호감을 느낄 수도 있지. 반대로 누구에게도 호감을 느끼지 않을 수도 있어. 이런 다양한 생각을 **성적 지향**이라고 해.

성 정체성을 알아 가는 사춘기에는 성적 지향에 관한 고민도 함께 시작돼. 많은 청소년이 이성에 관심을 가지는 건, 이성에게 끌리는 성향을 가진 사람이 많기 때문이야. 하지만 주위 친구들처럼 태어난 성별을 자연스럽게 받아들이지 못하면 혼란스럽고 힘들 수 있어.

그럴 땐 도움을 받을 수 있는 신뢰할 만한 어른을 찾아봐. 선생님이나 부모님, 전문 상담 선생님 들도 있어. 너를 알고 있는 사람과 이야기하는 게 불편하다면 청소년사이버상담센터(https://www.1388.go.kr/)를 이용해 봐. 익명으로 온라인 상담을 받을 수 있어. 정체성에 혼란이 오는 건 자연스러운 일이야. 그 혼란을 혼자서만 감당하려 하지 말고 전문가의 도움을 받았으면 좋겠어.

이런 고민을 한다는 이유로 너 자신을 이상하게 여기지 않았으면 해. "너 게이지?", "레즈냐?" 같은 말에 휘둘려서 스스로 틀렸다고 생각하지 않기를 바라. 이건 네가 고쳐야 할 문제가 아니라 스스로를 이해하고 사랑하게 되는 과정이야.

바닷가의 모래알은 다 비슷해 보여도 하나하나 다른 모양과 색을 가지고 있어. 나뭇잎, 조약돌, 사람도 마찬가지야. 그걸 **다양성**이라고 해. 세상에 정해진 기준은 없어. 하지만 한 가지는 분명해. 누구든, 어떤 모습이든, 모두 소중하다는 거야.

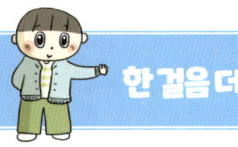
한 걸음 더

모두가 조금씩은 달라

다수와 조금 다른 특징을 가진 사람들을 '소수자'라고 해. 예를 들어, 피부색이 다르거나 부모님의 국적이 다르거나, 장애가 있거나, 사랑하는 성별이 다수의 사람들과 조금 다른 사람들을 모두 소수자라고 해.

소수자는 잘못한 게 없어도 편견이나 오해 때문에 불편함을 겪거나 속상한 일을 겪기도 해. 하지만 소수든 다수든 우리는 모두 똑같이 소중한 존재야. 단지 숫자가 적다는 이유로, 또는 보통과 다르다는 이유로 차별을 받는 건 정말 불공평한 일이야.

함께 살아가는 세상에서 누군가를 무시하거나 적으로 여기는 건 참 어리석은 일이야. 그러니까 소수자에게도 관심을 가지고, 누구나 함께 살아갈 수 있는 세상을 만들어 가면 좋겠어.

모든 사람은 저마다 달라. 하지만 다르다고 해서 소중하지 않은 건 아니잖아? 오히려 그 다름 덕분에 세상은 더 아름답고, 더 흥미로워져.

7. 실망시키고 싶지 않아

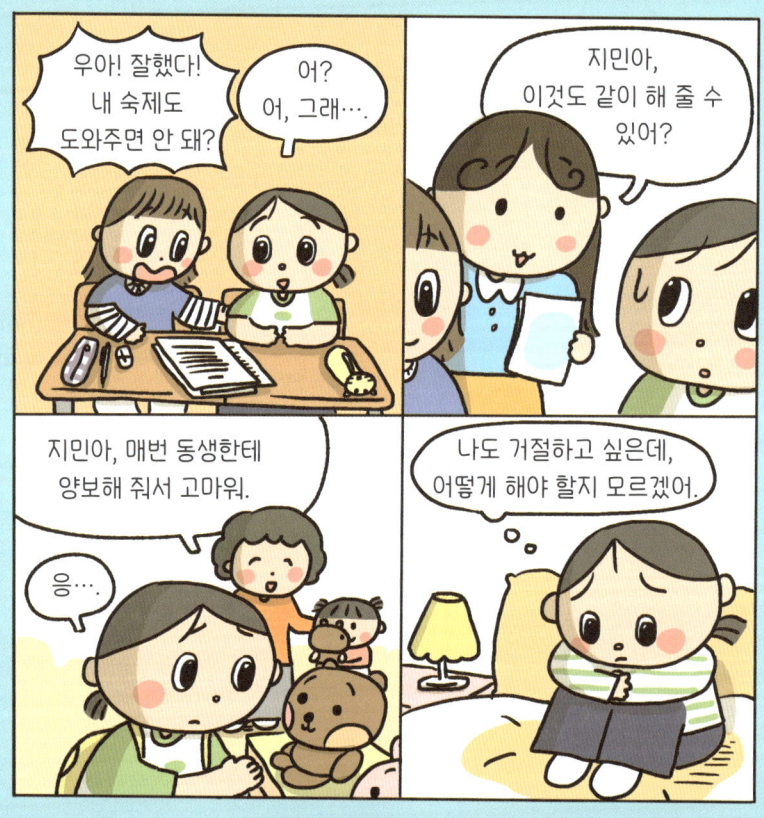

거절하는 게 너무 어려워.
주변 사람들이 내게 실망할까 봐 두려워.

감정 일기 쓰기

칭찬을 받는 건 기분 좋은 일이야. 누군가 내 노력을 알아주고 인정해 준다는 뜻이니까. 하지만 칭찬을 받고 싶어서 하기 싫은 일을 억지로 하는 건 옳지 않아. 마음이 불편하다면 네 마음이 어떤지 감정 일기를 써 봐. 무슨 일 때문에 화가 나고 속상했는지, 그리고 다른 사람을 실망시키지 않으려고 참았던 마음은 어땠는지 적어 보는 거야. 이렇게 네 마음을 차근차근 살펴보면 스스로 더 잘 이해할 수 있을 거야.

용기 내어 거절하기

네가 하고 싶지 않거나 부당하다고 느끼는 일에는 "싫다", "아니다"라고 말할 수 있어야 해. 모든 걸 네 마음대로 할 수는 없지만, 하기 싫거나 할 수 없는 일은 거절하는 자세도 필요해.

자기 칭찬의 날 만들기

칭찬은 남한테만 받는 게 아니야. 네가 스스로 정한 목표를 이루거나 뿌듯한 일이 있을 때 너 자신을 마음껏 칭찬해 봐. "나 좀 멋진걸!" 하면서 으쓱해도 괜찮아.

사실 산타 할아버지도 몰랐을

"산타 할아버지는 알고 계신대 / 누가 착한 애인지 나쁜 애인지 / 오늘 밤에 다녀가신대."

크리스마스가 다가오면 여기저기서 들리는 캐럴 한 구절이야. 도대체 착한 애는 어떤 애고, 나쁜 애는 어떤 애일까? 누가 착하고 나쁜지 평가하는 건 산타 할아버지였을까? 이 노래를 들을 때면 종종 드는 궁금증이야.

산타 할아버지뿐 아니라 부모님과 선생님도 '착한'이라는 표현을 참 좋아해. "우리 애는 착해서"라는 말에는 힘들어도 다른 사람을 배려하는 따뜻한 아이라는 뜻이 담겨 있어.

하지만 칭찬 때문에 자기 의견을 말하지 못하고 다른 사람의 기대에만 맞추려 한다면, 그건 나를 사랑하는 태도가 아니야. 가까운 어른들의 기대에 어긋나지 않으려고 순종적인 태도를 보이는 걸 **착한 아이 콤플렉스**라고 해. 칭찬을 듣고 싶어서, 누군가 속상해하는 걸 보고 싶지 않아서 다른 사람의 요구에 자신을 맞추려는 거지.

이런 태도가 오래 계속되면 자기 자신을 희생하면서까지 다른 사람에게 맞추려고 할 수도 있어. 또 원하지 않는 일을 계속하면 스트레스를 받아 정신 건강에 문제가 생길 수도 있어.

너는 무엇을 하든, 하지 않든 소중한 존재라는 걸 잊지 마. 그리고 네 마음을 스스로 살피는 연습을 해 보길 바라.

먼저 매일은 아니더라도 오늘의 **감정 일기**를 써 보는 것도 좋은 방법이야. 오늘 하루 네가 느낀 기쁨, 슬픔, 분노, 두려움, 수치심 같은 감정을 떠올리면서 글을 쓰는 거야. 이렇게 감정을 정리하면 너도 몰랐던 네 마음을 돌아볼 수 있어. 예를 들어, 네 마음이 슬펐다면 다음엔 그 일을 하지 않을 테고, 네가 두려웠다면 그 두려움과 맞설 방법을 찾지 않을까? 착한 아이가 되는 것도, 칭찬을 받는 것도 중요하게 느껴질 수 있어. 하지만 가장 중요한 건 바로 너 자신이라는 걸 잊으면 안 돼.

남이 나에게 하는 칭찬은 평가일 수도 있지만, 내가 나한테 하는 칭찬은 정말 특별하고 의미 있는 칭찬이야. 억지로 한 게 아니라 내가 진심으로 하고 싶어서 한 행동이니까. 매일 10분씩 책 읽기를 실천한 나, 줄넘기 100개를 꾸준히 해낸 나, 하루에 30분씩 게임 시간을 줄인 나, 친구에게 욕하지 않는 나. 이 모든 게 나만 아는 멋진 내 모습이야! 그런 나를 모른 척하지 말고 마구마구 칭찬해 주면 어떨까?

함께해요

거절 말하기 연습을 해 보자. 아래 상황에서 너라면 어떤 말을 할지, 예시를 보면서 떠올려 봐!

1. 친구가 제안한 놀이를 하고 싶지 않을 때

- 어떤 감정을 느낄까? (예) 망설임, 귀찮음
- 어떻게 말할 수 있을까?
  (예) 지금 그 놀이는 별로 하고 싶지 않아. 우리 다른 놀이 해 볼래?

2. 친구가 내 물건을 허락 없이 쓰려고 할 때

○ 어떤 감정을 느낄까? (예) 불쾌함, 걱정

○ 어떻게 말할 수 있을까?

(예) 그건 내가 아끼는 물건이야. 쓰기 전에 말해 줬으면 좋겠어.

3. 단체 활동에서 하기 싫은 역할을 맡아야 할 때

○ 어떤 감정을 느낄까? (예) 부담감, 걱정

○ 어떻게 말할 수 있을까?

(예) 그건 내가 잘 못할 것 같아. 대신 다른 걸 도와줄게!

4. 친구가 숙제를 같이 하자고 하면서 베끼려는 것 같을 때

○ 어떤 감정을 느낄까? _____

○ 어떻게 말할 수 있을까?

_____

8. 무엇을 하며 살아야 할까?

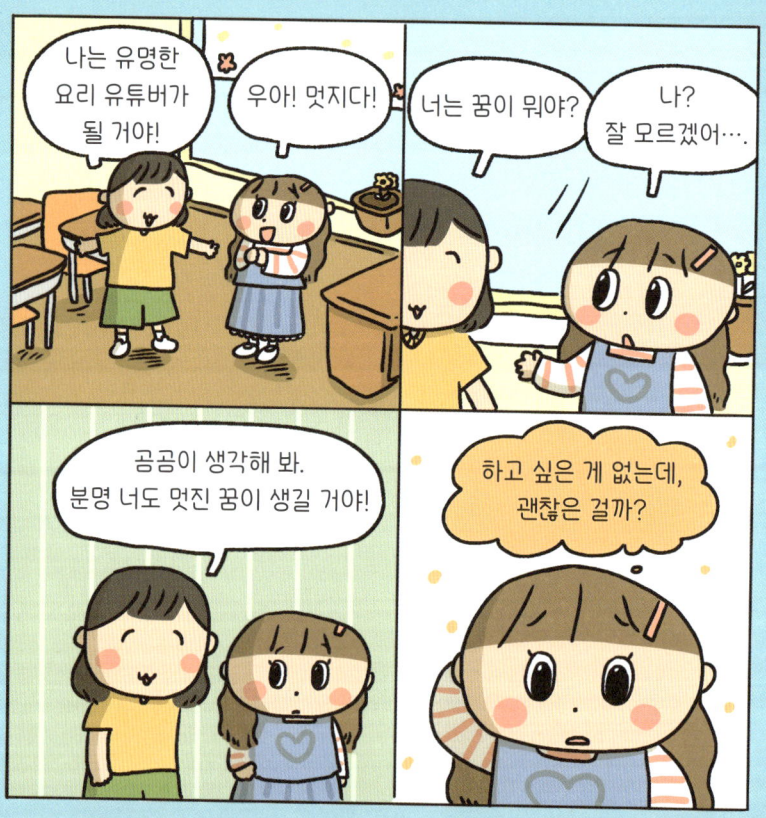

"넌 꿈이 뭐니?"라는 질문이 너무 어려워.
난 내가 뭘 하고 싶은지 모르겠거든.

직업과 꿈을 구분하기

"제 꿈은 우주 여행이에요!", "제 꿈은 친구가 제 고백을 받아 주는 거예요.", "제 꿈은 우리 반이 축구 대회에서 우승하는 거예요." 우리는 꿈이라는 말을 다양하게 써. 그런데 "넌 꿈이 뭐니?"라는 질문을 들으면 꼭 직업을 말해야 할 것만 같지. 하지만 꿈과 직업은 달라. 꿈은 내가 가지고 싶은 것, 되고 싶은 것, 또는 해 보고 싶은 어떤 것이든 될 수 있어. 이제 조금 더 자유롭게 생각해 볼까? 나는 무엇을 가지고 싶고, 되고 싶고, 하고 싶은지 말이야.

세상 관찰하기

사람들은 일을 하며 살아가. 그리고 그 일을 '직업'이라고 해. 예전에는 평생 동안 한 가지 직업만 가지는 사람도 많았지만, 네가 살아갈 미래는 다를 수 있어. 지금은 없는 새로운 일을 하게 될 수도 있고, 어쩌면 네가 생각하는 일들이 사라질 수도 있지. 그래서 지금 당장 직업을 결정하기보다는 세상이 어떻게 변해 가는지 관심을 가지고 지켜보는 게 더 중요해.

누구나 무엇이든 될 수 있어

미래에는 너도 일을 하게 될 거야. 일을 하는 데는 여러 가지 이유가 있어. 경제적인 이유도 있고, 좋아하는 일을 하면서 느끼는 성취감 같은 이유도 있겠지. 하지만 직업이 꼭 꿈일 필요는 없어.

꿈은 말 그대로 하고 싶거나 바라는 모든 걸 의미해. 어떤 꿈은 아주 조금만 노력해도 이룰 수 있고, 또 어떤 꿈은 도저히 이룰 수 없을 것 같기도 해. 하지만 어떤 노랫말처럼 "꿈꾸지 않으면 사는 게 아니라고"도 하잖아. 그러니까 네 꿈이 조금 황당해 보여도 괜찮아. 세상은 그런 엉뚱한 꿈 덕분에 발전해 왔거든. 지금 네가 쓰는 스마트폰도, 하늘을 나는 비행기도 처음엔 사람들에게 무시당하던 꿈이었어.

앞으로 무슨 일을 하며 살지 고민이 될 거야. 사실 '무엇을 하며 살아야 할까?'라는 질문은 결국 **'어떤 직업을 가질까?'**라는 물음과 닿아 있어. 직업은 누가 정해 주는 게 아니야. 오랜 고민 끝에 결국은 네가 선택해야 해. 그 결정을 위해 오랜 시간 노력이 필요할 수도 있어. 네가 선택한 직업이 네 꿈과 가까울 수도 있고, 그렇지 않을 수도 있어. 꿈과 직업이 연결되지 않는다고 해서 틀린 건 아니야.

요즘 학교에서는 진로 탐색 시간을 운영하거나 직업 흥미 검사를 하기도 해. 이런 활동과 검사는 자기 자신을 더 잘 이해할 수 있도록 도와줘. 평소에 어떤 생각을 많이 하고, 어떤 걸 좋아하는지 알면 직업을 고를 때 도움이 되거든. 진로 선

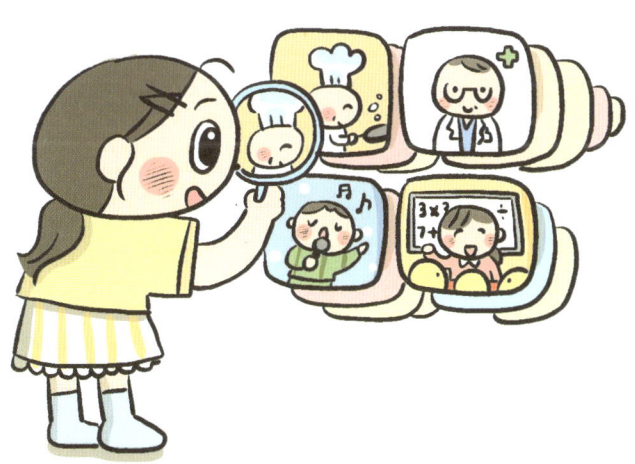

택에 대해 더 알아보고 싶다면 교육부에서 운영하는 웹사이트인 '커리어넷'에서 추가 검사나 상담을 받아 볼 수도 있어.

나를 조금 더 알게 됐다면 이제 관심 분야와 관련된 직업들과 앞으로 생길 미래 직업도 찾아보자. 마지막으로, 그 직업을 위해 지금 네가 해야 할 노력도 하나씩 살펴보면 더 좋겠지?

하지만 지금 생각하는 직업이 평생 해야 할 일은 아니야. 생각은 언제든 바뀔 수 있으니까 조급해하지 말자. 천천히, 차근차근 **'내가 무엇을 하며 살아야 할까?'** 를 고민해 봐.

'하고 싶은 게 없다.'라는 말은 사실 하고 싶은 게 있는데 여러 이유로 못 하거나 망설이는 걸 수도 있어. 혹은 하고 싶은 걸 말했을 때 남들이 비웃을까 봐 두려운 걸 수도 있고. 하지만 누구나 무엇이든 될 수 있다는 걸 꼭 기억했으면 좋겠어. 성별, 나이, 학력, 인종 등이 네 꿈을 가로막을 순 없어. 저마다 다른 속도로 자신의 일을 찾고 이루어 가는 거야.

이제부터 '하고 싶은 게 없어요.'라는 말 뒤에 숨지 말고, 천천히 '무엇을 하며 살아야 할까?' 더 깊게 고민해 보길 바라!

미래의 나에게 편지 쓰기

미래의 나에게 편지를 써 보자. 지금 내가 어떤 생각을 하는지, 무엇에 관심이 있는지, 어떤 사람이 되고 싶은지 솔직하게 적는 거야. 편지를 다 쓴 뒤, 잘 보관해 두었다가 나중에 꺼내 보자. 내가 소중하게 여기는 것이 무엇인지 미래에 되돌아보는 소중한 경험이 될 거야.

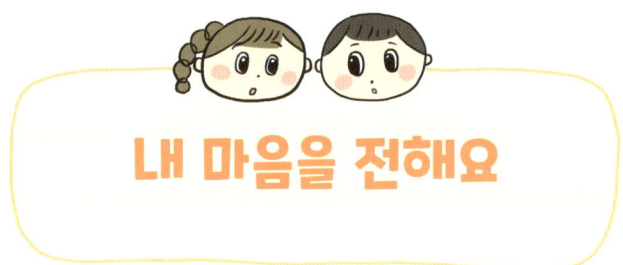

내 마음을 전해요

친구가 네 지우개를 말없이 가져가 쓰거나, 엄마가 네 이야기를 잘 들어 주지 않을 때 어떤 기분이 들었는지 생각해 볼까? "짜증 나!", "화가 나!"라고 했지만 사실은 무시당한 것 같아 속상했을 거야. 짜증이나 화는 그냥 생기는 게 아니라 네 마음을 보여 주는 방법이야. 앞으로는 아래처럼 표현해 보는 건 어때?

1. 사실

내가 겪은 상황을 그대로 말해 봐.

예) "네가 갑자기 내 지우개를 말없이 가져가서 사용했잖아."

2. 사실에 대한 내 생각

그 상황에서 내가 어떻게 느꼈는지 말해 봐.

예) "나를 무시하는 것 같았어."

3. 상대방의 행동에 대한 내 느낌

마음속에서 느낀 감정을 말해 봐.

예) "속상했어.", "서운했어."

4. 상대방에게 바라는 점

앞으로 상대방이 어떻게 해 주었으면 좋겠는지 말해 봐.

(예) "앞으로는 먼저 물어보고 사용했으면 좋겠어."

조금 어색하겠지만 이렇게 하면 내 마음과 바람을 잘 전할 수 있어. 내가 직접 경험한 사실을 바탕으로 그때의 생각과 느낌, 바라는 점을 차분히 말하는 거야. 할 수 있겠지?

✏️ 연습해 보기

상황 ①

친구에게 비밀을 말했는데, 그 친구가 다른 친구에게 소문냈어.

사실 _____

사실에 대한 내 생각 _____

상대방의 행동에 대한 내 느낌 _____

상대방에게 바라는 점 _____

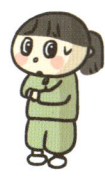
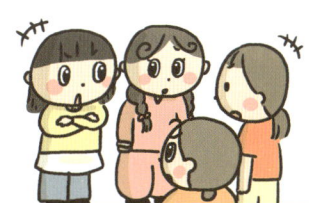

상황 ②

동생(언니, 오빠)이 내가 나중에 먹으려고 남겨 둔 과자를 허락도 없이 먹었어.

사실 _____

사실에 대한 내 생각 _____

상대방의 행동에 대한 내 느낌 _____

상대방에게 바라는 점 _____

상황 ③

부모님이 내 이야기를 잘 들어 주지 않고 휴대폰만 보셔.

사실 _____

사실에 대한 내 생각 _____

상대방의 행동에 대한 내 느낌 _____

상대방에게 바라는 점 _____

✏️ 내 마음을 표현하는 단어

느낌이 잘 떠오르지 않을 때 참고해 봐!

> 감동하다 긴장하다 부끄럽다 사랑하다 억울하다
> 즐겁다 걱정하다 놀라다 분하다 샘나다 외롭다
> 짜증 나다 고맙다 만족하다 불만스럽다 슬프다
> 우울하다 행복하다 괴롭다 무섭다 불쌍하다 싫다
> 자랑스럽다 화나다 궁금하다 미안하다 불안하다
> 심심하다 절망하다 후회하다 기쁘다 믿다 불편하다
> 안심하다 좋아하다 흥분하다

*《정서 발달 과정에서 정서의 차원 도출을 위한 대표 정서 단어 도구 개발》(장해진, 김영근, 2020)

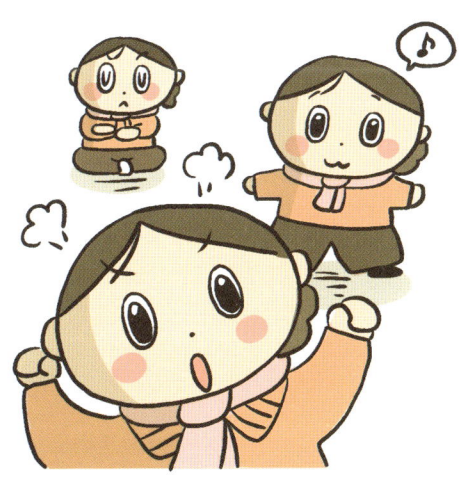

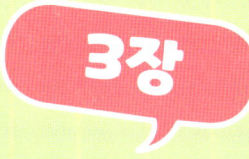

3장
소중한 관계 가꾸기

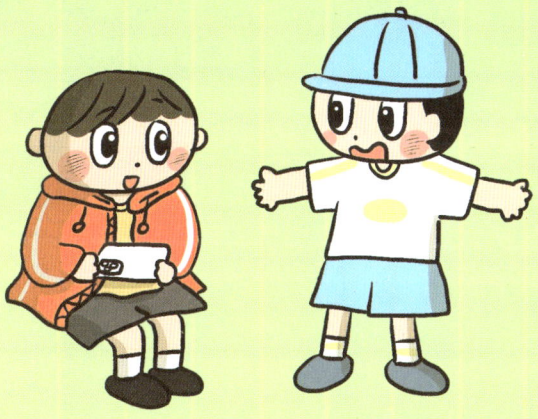

1. 친구, 꼭 필요한 걸까?

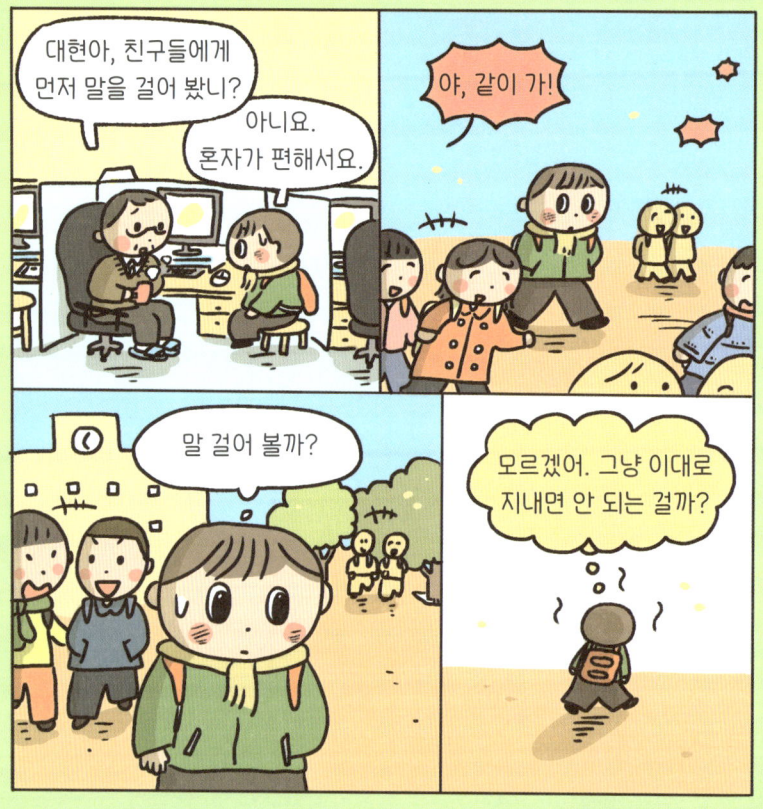

혼자 있는 게 편하지만 친구를 사귀고 싶기도 해.
내 마음을 나도 잘 모르겠어.

내 마음 인정하기 ✏️

혼자 있고 싶다고 해서 잘못된 건 아니야. 혼자서도 할 수 있는 일은 많아. 내 마음이나 상황을 꼭 설명하지 않아도 되니까 오히려 편할 수도 있어. 하지만 함께 있는 게 불편한 게 아니라 어색한 거라면, 사실 너도 친구를 사귀고 싶은 건 아닐까?

겁내지 말기 ✏️

내 마음을 인정한다고 해서 친구가 저절로 생기는 건 아니야. 어쩌면 예전에 친구를 사귀려다 실패했거나 상처받았을 수도 있지. 그래도 겁내지 마. 먼저 인사를 건네고, 상대를 존중한다면 너를 싫어할 사람은 없을 거야.

친구를 배려하며 솔직하게 말하기 ✏️

인사도 하고, 밥도 같이 먹고, 이야기까지 나눴다면 이제는 말하는 방법이 중요해. 예를 들어, 친구가 자신이 먹고 싶은 메뉴만 고집해서 불편하다면 뭐라고 말해야 할까? "맨날 네가 먹고 싶은 것만 먹잖아!"라고 말하면 공격처럼 들릴 수 있어. 대신 "다음엔 단 걸 먹자. 매운 걸 너무 많이 먹었더니 속이 좀 아팠어."라고 말하면 친구 입장도 생각하면서 내 마음도 솔직하게 전할 수 있어.

혼자서도 잘하지만

가방을 챙기고, 숙제를 하고, 방을 치우고, 옷을 입는 등 이제는 혼자서 할 수 있는 일이 아주 많아졌어. 그만큼 네가 성장했다는 뜻이야. 혼자 할 수 있는 일이 많아진 만큼 혼자 보내는 시간도 늘어났을 거야. 요즘은 친구들을 만나지 않아도 혼자서 즐겁게 시간을 보낼 방법이 많아서, 혼자가 더 편하다고 느끼는 친구들도 있을 거야.

하지만 사춘기는 **또래 문화**를 통해 세상을 배우고, 나를 알아 가는 시기야. 그래서 혼자 보내는 시간과 친구를 만나는 시간 사이에 균형이 필요해. 나에 대해 진지하게 고민하는 시간과 내 고민이 누구나 하는 고민이라는 걸 알게 되는 시간 모두 필요한 거지. 그럼 어떻게 해야 균형 있게 사춘기를 잘 보낼 수 있을까?

먼저 내 마음의 소리에 귀를 기울여야 해. 혼자가 편한 데는 분명 이유가 있을 거야. 아마도 내 상황을 굳이 설명하지 않아도 되고, 이해받으려고 애쓰지 않아도 되기 때문이겠지. 혹시 네가 좋아하는 연예인, 게임, 애니메이션 같은 관심사를 친구들이 비난할까 봐 두렵니? 그렇다면 겁내지 말고 먼저 그 이야기를 꺼내 보자. 세상에는 다양한 관심사를 가진 사람들이 많고, 그중에는 너와 같은 친구도 분명히 있을 테니까.

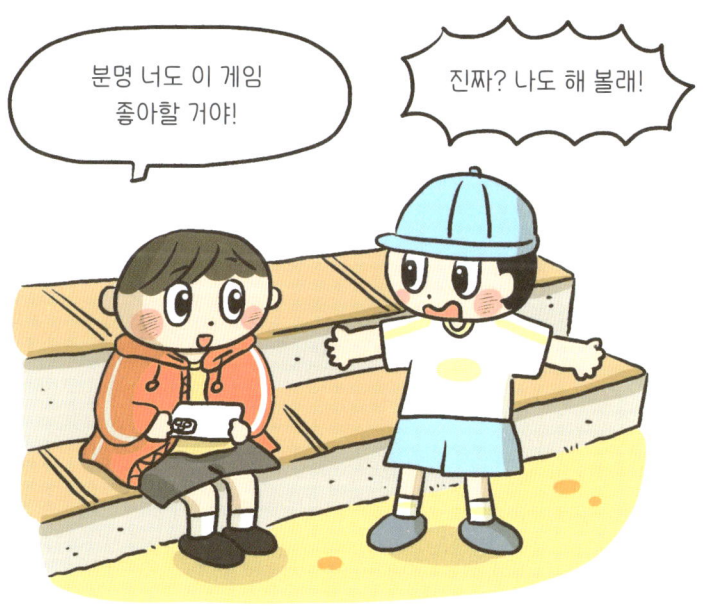

두려운 마음을 넘어섰다면 이번에는 '다른 사람이 나를 어떻게 생각할까?' 하는 불안과 '어떻게 말을 걸어야 할까?' 하는 걱정을 차근차근 마주해 보자. "첫 만남은 너무 어려워, 계획대로 되는 게 없어서"라는 노랫말처럼 친구를 사귀는 일은 누구나 어렵게 느끼는 일이야. 그러니 너무 망설이지 말고 용기를 내 보자.

또 **친구를 만드는 연습**도 해 보자. 수학 문제를 잘 풀려면 연습이 필요한 것처럼 친구를 사귀는 것도 연습이 필요해. 친구가 다가올 때까지 기다리지 말고 먼저 다가가는 연습, 말을 건네는 연습, 주머니에 있는 사탕을 나누는 연습, 친구의 말에 고개를 끄덕이며 반응하는 연습, 재미있는 이야기를 해 보는 연습 등 다양한 연습을 해 보자. 연습은 말 그대로 연습이니까, 마음먹은 것처럼 잘 안되더라도 실망하지 말고 계속 도전해 보길 바라. 사춘기는 실패해도 괜찮은 시간임을 꼭 기억하자.

마지막으로, 너 자신을 잘 돌보길 바라. 혼자 있는 게 어색해서 지나치게 노력하다 보면 진짜 내 모습을 잃을 수도 있어. 네가 좋아하는 것을 잃지 말고, 억지로 다른 사람 마음에 들려고 애쓰지 않았으면 해. 또 친구 관계에서 해결하기 어려운 일이 생기면 혼자 끙끙 앓지 말고, 믿을 만한 어른이나 위(Wee) 클래스, 청소년 전문 상담 기관 등에 꼭 도움을 요청하자.

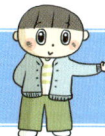

한 걸음 더

혹시 따돌림을 당하는 것 같다면?

친구들이 노는 데 끼워 주지 않거나 놀리는 것 같으면 정말 속상할 거야. 그럴 때는 혼자서 참지 말고 꼭 부모님이나 선생님에게 도움을 요청하자. 직접 말하기 어렵다면 편지를 써서 전해도 좋아.

그리고 친구에게 너의 마음을 솔직하게 표현해 봐. 예를 들어, "나도 같이 놀고 싶어.", "그렇게 말하면 나는 기분 나빠."라고 말할 수 있어. 말하는 게 쉽지 않을 수도 있고, 친구가 바로 달라지지 않을 수도 있어. 하지만 그 친구들 말고도 너를 좋아해 줄 좋은 친구들이 많다는 걸 꼭 기억해 줘.

도움을 요청하는 건 부끄러운 일이 아니야. 오히려 용기 있는 행동이야. 그리고 무엇보다 너는 정말 소중한 사람이란 걸 잊지 마!

2. 나까지 싫어하면 어떡해?

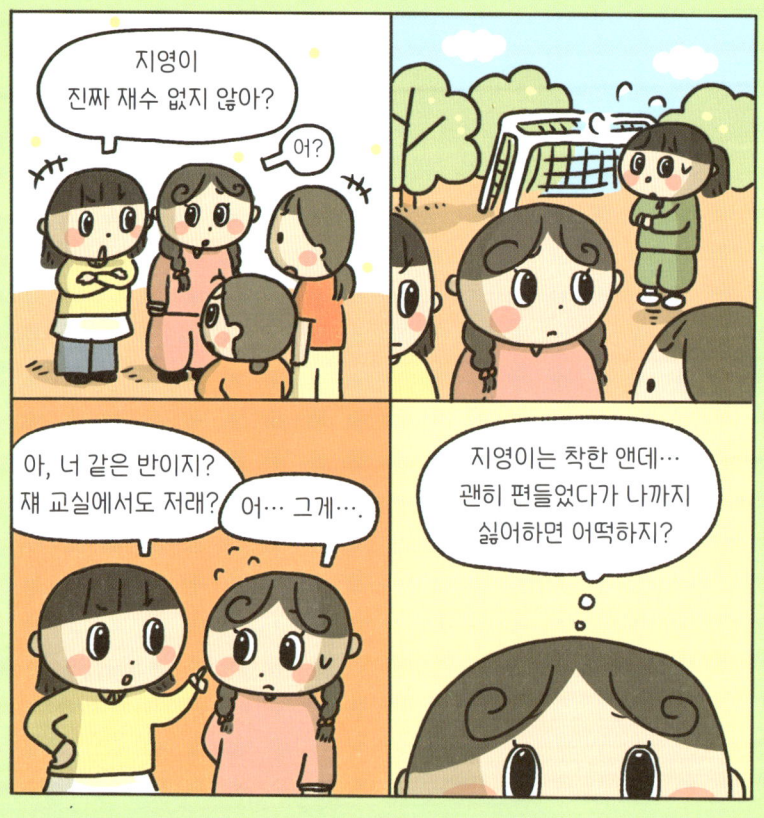

제 친구들은 잘 알지도 못하면서 흉을 봐요.
근데 아니라는 말을 못 하겠어요.

'~라더라' 보다는 직접 겪은 경험을 믿기

'~라더라', '~래' 같은 말은 대부분 추측이거나 다른 사람에게 들은 이야기야. 내가 직접 겪거나 확인한 게 아니기 때문에 사실과 다를 수도 있어. 누군가의 말만 듣고 그걸 사실처럼 퍼뜨리거나, 다른 친구를 흉보는 건 옳지 않아. 특히 아무런 이유 없이 친구를 따돌리는 행동은 '폭력'이라는 걸 꼭 기억하자.

친구에 대한 생각은 스스로 하기

어떤 친구가 좋은 친구인지는 네가 직접 판단해야 해. 아무리 친한 친구라고 해도 네가 누구와 어울릴지 정할 수는 없어. 친구를 사귈 땐 다른 사람 말보다 네 마음과 느낌이 더 중요해.

새로운 친구를 사귈 기회

앞으로 너는 많은 사람을 만나게 될 거야. 하지만 모두가 너의 친구가 되는 건 아니야. 또 친구가 되었다고 해도 그 관계가 영원하진 않아. 다투지 않았더라도 학년이 바뀌거나, 새로운 사람들을 만나면서 자연스럽게 멀어질 수도 있어. 그런데 단지 생각이 다르다는 이유로 너를 따돌리는 친구라면, 억지로 관계를 유지하기보다 너를 있는 그대로 좋아해 줄 새로운 친구를 만나는 게 낫지 않을까?

좋은 친구가 되기 위해 노력한다면

'나까지 싫어하게 되면 어떻게 해?'

혹시 지금 이런 걱정을 하고 있니? 이런 생각이 드는 이유는 좋아하는 친구를 잃게 될까 봐 걱정하면서도, 네가 지금 하는 말이나 행동이 옳지 않다는 걸 알고 있기 때문일 거야. 괜히 네 마음을 이야기했다가 지금 어울리는 친구들과 멀어지는 게 두려운 건 당연해. 하지만 잘 알지도 못하면서 험담을 늘어놓거나 친구를 따돌리는 건 옳지 않아. 그리고 무엇보다 중요한 건, 지금 네 마음이 불편하다는 거야.

그렇다면 우선 네가 할 수 있는 건 거짓을 바로잡는 일이야. 친구들에게 네가 아는 사실을 말하고 잘못된 점을 바로잡는 거지. 만약 친구들이 너의 말에 귀 기울이고 생각을 바꾼다면 네 마음도 한결 가벼워질 거야. 하지만 네 의견을 무시하며 "네가 뭘 안다고 그래?", "그렇게 좋으면 걔랑 놀든 가." 같은 반응이 돌아온다면, 그 친구들에 대해서 다시 생각해 보자. 모름지기 친구라면 **다른 의견도 받아들이고 존중하는 사이**여야 하잖아.

  잘 알지도 못하면서 다른 사람을 욕하거나 모든 걸 아는 것처럼 떠벌리는 행동은 올바르지 않아. 그런 행동을 하는 친구는 어쩌면 불안한 마음을 가진 걸지도 몰라. 좋아하는 노래나 운동처럼 공통점이 있으면 낯선 사람에게도 친밀함을 느끼잖아. 마찬가지로 누군가를 함께 비난하면서 '우리끼리 친하다'는 느낌을 갖고 싶어서 그럴 수도 있어.

  이제 네가 할 수 있는 일은 두 가지야. 사실을 바로잡고, 너보다 더 불안한 친구에게 먼저 좋은 친구가 되어 주는 거지. 다만 네 생각을 존중하지 않고 계속해서 너의 생각이나 행동을 마음대로 하려 든다면 새로운 친구를 사귀는 걸 추천할게.

  어떤 친구가 좋은 친구인지 모르겠다고? 그렇다면 노트에 네가 생각하는 좋은 친구의 모습을 '친구란 ~하다.'와 같은 형식으로 적어 보면 어떨까? 예를 들면, 이렇게 적어 볼 수 있어.

- 함부로 말하거나 욕하지 않는다.

- 내가 상처받는 것을 바라지 않고, 상처 주는 일을 하지 않는다.

- 내 약점을 남들 앞에서 말하거나 창피하게 하지 않는다.

- 내가 위험해지는 것을 바라지 않고, 위험한 상황에 놓였을 때 외면하지 않는다.

- 내 생각을 평가하지 않고 존중해 준다.

- 내가 없는 곳에서 나를 흉보지 않는다.

사실 이런 모습을 다 갖춘 친구를 만난다는 건 쉽지 않을지도 몰라. 그렇다면 지금 네 곁에 있는 친구 때문에 답답해하기보다는, 내가 먼저 좋은 친구가 되는 건 어떨까?

함께해요

이럴 땐 이렇게 말해 봐!

친구가 다른 친구 이야기를 안 좋게 할 때, 어떻게 말하면 좋을까?

1. 친구가 다른 친구를 험담할 때

"나는 그 친구를 잘 몰라서 뭐라고 말하긴 어려워."

"그 친구에게 직접 이야기하는 게 좋지 않을까?"

2. 그 자리에 없는 친구 이야기를 계속할 때

"그 친구 없는 데서 이런 얘기하는 건 아닌 것 같아."

"그 친구 앞에서도 할 수 있는 얘기만 하자."

3. 친구가 누군가의 외모를 평가할 때

"그렇게 말하면 그 친구가 들었을 때 속상할 것 같아."

"겉모습보다 그 친구가 어떤 사람인지가 더 중요해."

4. 단체 채팅방에서 특정 친구를 따돌리는 분위기가 생길 때

"이런 말은 채팅방에 올리지 않는 게 좋을 것 같아."

"다 같이 있는 공간에서는 서로 배려하자."

3. 나만 없어서, 나만 몰라서

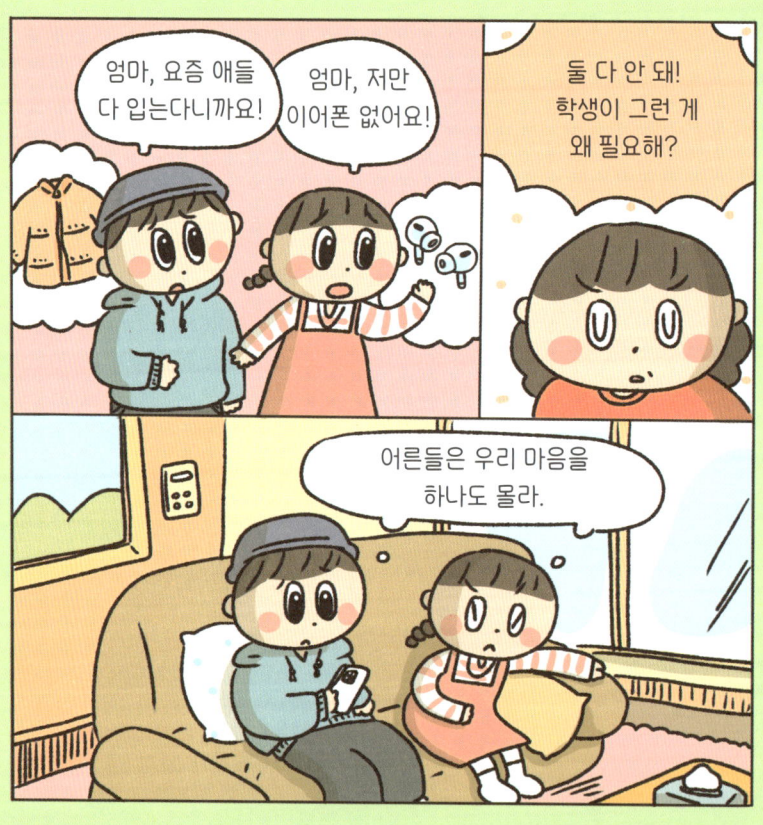

친구들은 다 가지고 있고, 다 하는데 우리 부모님만 안 된대요. 정말 짜증 나요!

나만의 기준 세우기

같은 물건을 가지고 있으면 친구와 더 가깝게 느껴지기도 해. 특히 친구 여러 명과 있을 때는 그 무리에 속해 있다는 느낌을 받기도 하지. 또 남들이 가지지 못한 좋은 물건을 가지게 되면 우쭐한 마음이 들기도 해. 하지만 이런 이유로 필요하지 않은 물건을 사는 건 현명하지 못한 일이야. 우리가 어떤 물건을 고르고 사는 것도 선택의 과정이야. 그리고 이런 선택은 때때로 실패하면서 배우는 것이기도 해. 지금부터는 더 현명하게 나만의 기준을 세워 보면 어떨까?

나만의 스타일 만들어 보기

친구들이 하는 일이 모두 옳은 건 아니야. 혹시 같은 물건을 가지고 있지 않아서, 또는 같은 행동을 하지 않는다고 해서 너를 놀린다면 그건 좋은 친구라고 할 수 없어. 그러니 너만의 스타일을 만들면 좋겠어. 화장하거나 비싼 옷을 입는다고 해서 네가 달라지는 건 아니야. 겉모습이 바뀌어도 너는 여전히 너잖아. 그 안에 너를 감추지 말고, 너만의 개성을 잘 드러낼 수 있는 스타일을 한번 만들어 보면 어떨까? 남을 따라 하기보다, 너를 따라 하고 싶게 만드는 거야.

'자신감'보다 멋진 건 없어

나만의 개성을 가진다는 건 정말 멋진 일이야. 하지만 개성을 드러내고 표현하는 건 쉽지 않아. 많은 사람이 따르는 '유행'을 따라야 할 것 같은 기분이 들기 때문이지.

특히 사춘기에는 더 그런 감정을 느낄 수 있어. 머릿속으로는 아니라고 생각하면서도 여러 친구들이 가지고 있거나 소셜 미디어에서 유행하는 물건을 사고 싶고, 괜히 나만 없으면 소외된 느낌이 들기도 하거든. 친구가 "야, 너는 아직도 그런 걸 써?"라고 물으면 괜히 상처받기도 해. 그럴 땐 "왜? 쓰면 안 돼?" 하고 되물으며 여유를 가져 보면 어때?

비싼 물건이나 화려한 옷차림보다 더 멋진 건 바로 자신감이야. **자신감**이 있어야 나 자신을 있는 그대로 사랑하고 드러낼 수 있으니까. 네가 무엇을 쓰든, 입든 그건 네 마음이야. 그건 너의 선택이고, 누구도 그걸 함부로 판단할 수는 없어.

더불어 네가 물건을 살 때는 아직 부모님의 도움이 필요하다는 걸 인정하면 좋겠어. 무턱대고 떼쓰고 터무니없이 비싼 걸 사 달라고 하면 부모님도 곤란하시겠지? 그러니까 '친구들이 다 가지고 있어서'가 아니라 '내게 꼭 필요하고, 좋아해서'라는 이유로 물건을 선택했으면 좋겠어.

그걸 연습하는 방법으로 소비를 잠깐 참는 걸 추천할게. 사고 싶은 마음이 커지면 마음이 조급해지니까 2~3일 정도만 참는 거야. 그리고 스스로에게 물어봐. '이게 정말 필요한 걸까?', '내가 정말 갖고 싶은 걸까?' 하고 말이야. 며칠 기다리면 그토록 가지고 싶던 물건이 별거 아니라는 걸 알게 될지도 몰라. 그런데도 여전히 갖고 싶다면, 그건 네가 진심으로 원한다는 거니까 너만의 방식으로 소중하게 사용해 봐.

어른들이 사춘기 청소년에게 자주 하는 말이 있어.

"지금은 뭘 안 해도 예쁘다."

이 말이 지금은 거짓말처럼 들릴 수도 있지만, 시간이 지나서 어른이 되면 그 말이 진심이었다는 걸 알게 될 거야. 지금은 뭘 더 하지 않아도 충분히 괜찮은 나이야. 오히려 사춘기라는 변화의 시기에 어울리지 않는 화장이나 옷차림을 한다면, 너의 바람과는 달리 사람들이 인상을 찌푸릴 수도 있어. 물론 선크림을 바르거나 여드름을 관리하고, 수분을 채워 주는 기초 화장품은 사용해야겠지. 하지만 짙은 눈 화장이나 결점을 가리기 위한 두꺼운 화장은 오히려 너의 피부 건강에 좋지 않아.

정말 멋진 건 '내가 충분히 괜찮다'는 걸 아는, 숨길 수 없는 자신감이야. 비싼 옷도 화려한 화장도 자신감이 뿜어내는 빛보다 반짝일 수는 없단다!

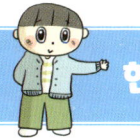 **한 걸음 더**

소셜 미디어란 무엇일까?

인터넷만 연결되면 우리는 지구 어딘가에 있는 다른 사람들과 생각과 경험, 정보를 쉽게 나눌 수 있어. 이렇게 온라인에서 사람들과 관계를 맺고 넓혀 가는 공간을 소셜 미디어라고 해. 인스타그램, 틱톡, 유튜브 같은 앱들이 대표적인 소셜 미디어야.

그런데 소셜 미디어에서는 사람들이 보이고 싶은 모습만 올리는 경우가 많아. 멋진 사진이나 특별한 일만 보여 주니까, 남들은 다 잘나고 멋져 보인다고 느낄 수 있어. 소셜 미디어를 보면서 무작정 따라 하고 싶거나 주눅 드는 마음이 생기는 건 바람직하지 않아. 아래 질문에 스스로 답을 생각해 보면서 나는 소셜 미디어를 어떻게 사용하고 있는지 점검해 보자.

○ 소셜 미디어에 어떤 사진이나 이야기가 많이 올라올까?
○ 소셜 미디어에 나오는 모습이 모두 진짜일까?
○ 친구가 올린 사진이나 영상을 보면 어떤 기분이 들까?
○ 내가 글이나 사진을 올린다면, 어떤 모습을 보여 주고 싶을까?
○ 소셜 미디어를 쓸 때, 어떤 점을 조심해야 할까?

4. 그냥 재미있어서 한 말인데

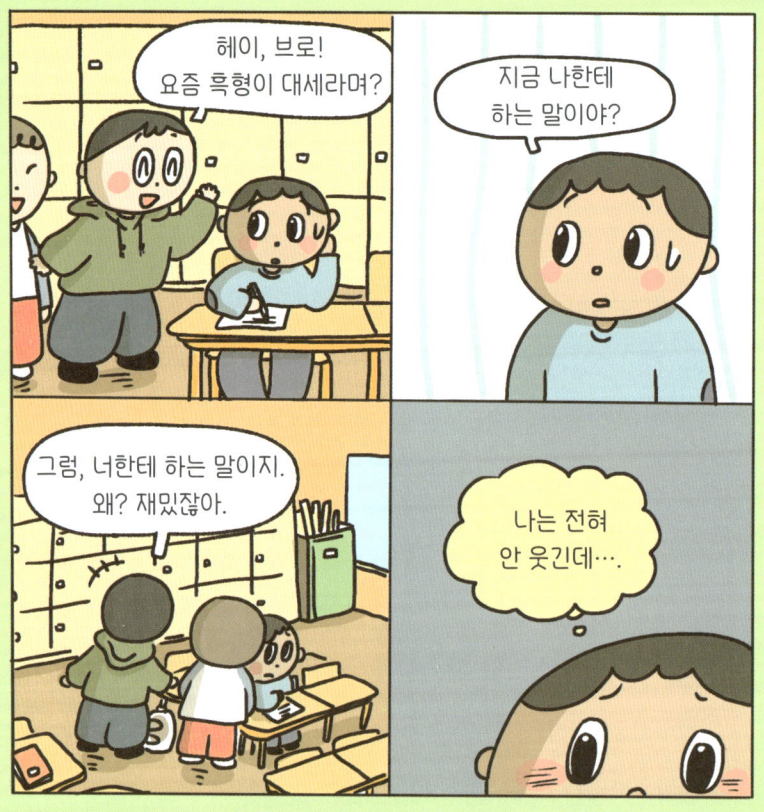

요즘 유행하는 말이라서 썼는데

친구의 표정이 안 좋아. 내가 뭘 잘못한 거지?

재미있는 말이라고 가볍게 넘기지 않기

신조어는 새롭게 만들어진 말이야. '셀카', '덕질', '인싸'처럼 지금은 익숙한 말들도 처음에는 모두 신조어였어. 이런 표현들은 사람들의 공감을 얻거나 웃음을 주면서 유행처럼 퍼지지. 그런데 이런 신조어 중에는 특정한 성별, 인종, 종교, 나이, 장애, 성적 지향 등을 비하하거나 깎아내리는 표현도 있어. 사용하는 사람들은 "재미있잖아", "다들 쓰던데?" 같은 이유를 말하지만, 남을 깎아내리는 표현을 재미있다고 넘길 순 없어. 내가 뜻도 모르고 따라 한 말이 누군가에게 상처가 될 수 있다는 걸 꼭 기억하자. 만약 뜻을 모르고 사용했다면 상대방에게 사과하고 다시 쓰지 않도록 노력하자.

감수성을 가지고 세상을 바라보기

같은 풍경을 보고 같은 책을 읽더라도 사람마다 느끼는 감정은 다를 수밖에 없어. 이처럼 세상을 받아들이는 태도와 깊이를 '감수성'이라고 해. 오늘날에는 서로 다른 사회적, 문화적 배경을 가진 사람들이 함께 어울려 살아가고 있어. 감수성이 있다는 건 서로의 차이를 이해하고 상대방의 입장에서 생각한다는 뜻이야. 그 차이를 이해하지 못하고 함부로 말하거나 행동하면 감수성이 부족하다고 하지. 감수성이 부족하면 차이를 미워하는 '혐오'로 이어질 수도 있어. 하지만 다른 사람의 마음을 생각해 보는 태도를 가진다면 무심코 상처 주는 일도 줄어들 거야.

혐오의 대상이 된 어린이들

한때 우리 사회에서는 '~린이'라는 표현이 유행했어. 무언가를 막 시작한 미숙한 어른을 가리키는 말이었지. 예를 들어, 테니스를 처음 시작한 사람을 '테린이'라고 부르기도 했어. 이런 표현은 자신의 부족함을 겸손하고 재치 있게 드러내려는 의도였을지도 몰라. 하지만 정작 아무 잘못도 없는 어린이들은 졸지에 미숙함을 상징하는 존재가 되어 버렸어. 어린이는 미숙한 게 아니라 그 시기에 맞게 성장하고 있을 뿐이야. 그런 어린이를 빗대어 누군가의 미숙함을 표현했다는 것 자체가 문제야.

혐오는 '~린이' 같은 말처럼 우리가 무심코 쓰는 표현 속에 숨어 있을 때가 많아. 혐오는 누군가를 싫어하고 미워하는 마음을 뜻해. 어른들이 어린이를 미워해서 그런 표현을 쓴 건 아니야. 하지만 때론 의도가 담겨 있을 수도 있어. "무슨 여자가", "나이가 많아서", "○○ 나라 사람들은" 같은 말에는 **성별, 나이, 인종**을 우습게 여기는 마음이 숨어 있지. 만약 네가 이런 표현의 대상이 된다면 어떨 것 같아? 당연히 속상하고 억울하겠지. 더 큰 문제는 이런 말을 자주 듣다 보면 무슨 뜻인지도 모르고 따라 하게 된다는 거야.

예를 들면, '흑형'이라는 표현이 있어. 이 말은 아프리카계 사람들의 피부색을 두고 웃음거리로 만든 표현이야. '형'이라는 친근한 표현이 붙어서 괜찮다고 생각할 수 있지만, 실제로는 피부색에 대한 평가와 무시가 담겨 있어. 외국인이 동양인을 '착한 바나나'라고 부르는 걸 들어 봤니? '착한'이라는 말이 붙었지만 '바나나'의 색을 생각하면 불쾌해지는 것과 비슷해.

이처럼 무심코 쓰는 말속에도 누군가를 깎아내리는 혐오의 뜻이 숨어 있을 수 있어. 그걸 걷어 내려면 노력이 필요해.

먼저 나와 다른 사람들의 차이를 인정하는 마음이 필요해. 그리고 내가 쓰는 말이 누군가에게 상처가 될 수 있다는 걸 의식하고, 무엇이 혐오 표현인지 알려는 노력도 필요하지.

이런 배움으로 다른 사람을 이해하고 공감하는 능력이 자라나. 그걸 감수성이라고 해. 감수성은 배움과 노력으로 충분히 기를 수 있어. 이제 막 너만의 세계를 넓혀 가는 시기에 꼭 필요한 태도야. 모두가 감수성을 기른다면 너도 덜 상처 받고, 다른 사람에게 상처 주는 일도 줄어들 거야.

나만의 말 사전 만들기

평소에 자주 쓰는 말 중에서 혹시 다른 사람에게 상처가 될 수도 있는 말은 없었는지 떠올려 봐. 왜 그런 말을 하게 됐는지 생각해 보고, 앞으로 어떤 말을 쓰면 좋을지 함께 적어 보자.

○ 사용하던 말: "나대지 마."

○ 사용 이유: 친구가 너무 과하게 행동해서

○ 느낌: 장난처럼 말했지만 상대는 무시당했다고 느낄 수 있음

○ 바꿔 쓸 표현: "그렇게까지 할 일은 아닌 것 같아."
　　　　　　　"좀 진정해 볼래?"

○ 사용하던 말: _____

○ 사용 이유: _____

○ 느낌: _____

○ 바꿔 쓸 표현: _____
　　　　　　　_____

5. 남자만 손해 보는 것 같아

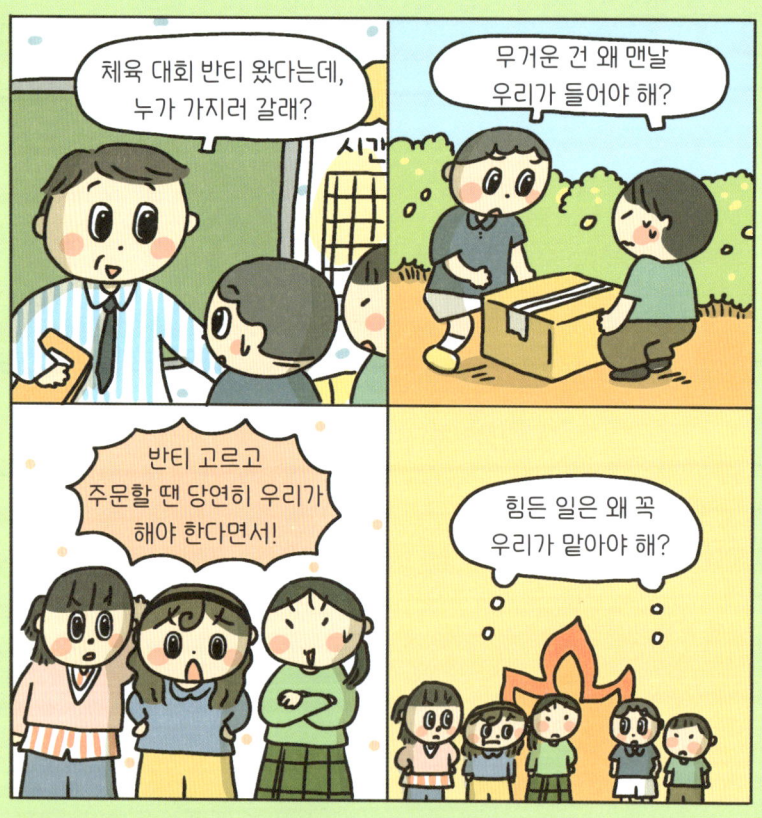

귀찮은 일은 다 우리가 하는 것 같아서 억울해요.
제가 이기적인 건가요?

서로의 입장에서 생각해 보기

교실을 작은 사회라고 부르는 이유는 서로 생각이 다른 친구들이 함께 모여 있기 때문이야. 또 사회가 유지되려면 다양한 일이 필요한 것처럼, 교실에도 함께 해결해야 할 일이 많아. 이런 문제를 바라보고 해결하는 방식도 사람마다 다를 수밖에 없어. 하지만 교실에서 일어나는 일을 두고 누군가에게 '당연히', '항상' 해야 한다고 말할 수 있을까? 그것도 단지 성별을 이유로 말이야. 이제 마음을 열고 서로의 입장을 생각해 보자.

다른 방법을 함께 찾아보기

무거운 물건을 옮기거나 벌레를 잡을 때, 많은 남학생이 자신의 뜻과는 상관없이 나서야 하는 경우가 있어. 반대로 교실을 정리하거나 계획을 세울 때는 여학생들이 먼저 불리곤 하지. 이처럼 알게 모르게 '성별에 따라 잘하는 일이 정해져 있다'고 여겨질 때가 있어. 하지만 정말 꼭 그래야 할까? 어떤 문제 앞에서 "그걸 내가 어떻게 해?"라고 말하기보다는 "이건 이렇게 하면 어때?"하고 방법을 떠올려 보자. 무거운 물건도 꼭 힘으로만 옮겨야 하는 건 아니야. 수레를 이용해서 옮기는 방법도 있지.

손해가 아닌 평등을 이해하기 위해서

물질적으로나 정신적으로 밑지는 것을 **손해**라고 해. 특정한 상황에서 억울한 마음이 드는 이유는 자신이 손해를 보고 있다고 느끼기 때문일 거야. '당연하다'는 말에서 억울한 마음이 생기고, '항상 그래야 한다'는 말에서도 억울한 마음이 들 거야.

왜일까? 우리는 어떤 성별로 태어날지 선택한 적이 없어. 세상에 태어나 보니 성별이 정해져 있고, 그 성별에 따라 살아왔는데 갑자기 남자라서, 여자라서 어떤 일을 해야만 한다고 하면 어쩐지 강요처럼 느껴지잖아! 그러니 '억울하다', '손해 보는 거 같다'는 마음이 생길 수밖에 없지. 이처럼 성별에 따라 어떤 일을 강요받는 느낌이 드는 걸 **성차별**이라고 해.

성차별은 혐오 표현과 함께 다니며 사람을 얕잡아 평가해.

또 '남자는', '여자는'으로 시작하는 말들이 원하지 않는 강요로 이어지기도 하지. 예를 들면, "무슨 여자가 축구야?", "남자는 울면 안 돼." 같은 말에는 성에 대한 편견과 차별이 담겨 있어. 어때? 들어 본 적 있지? 또 어떤 말은 차별이 아니라 오히려 위하는 말처럼 들리기도 해. "아이고, 여자(또는 남자)는 이런 거 하는 거 아니다." 같은 말이 그렇지.

그렇다면 누구도 성별 때문에 억울한 일을 겪지 않으려면 어떻게 해야 할까? 바로 성별의 차이가 차별로 이어지지 않도록 **평등한 사회**를 만들기 위한 노력이 계속되어야 해.

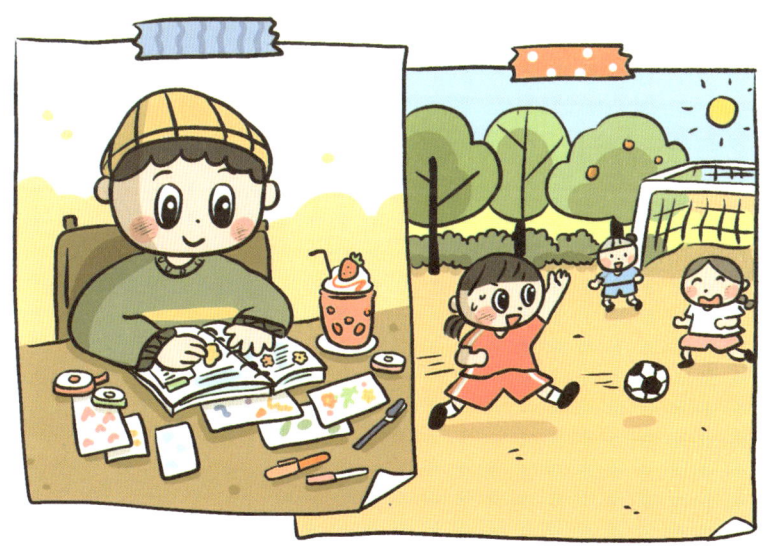

물론 그동안 많은 사람의 노력 덕분에 세상은 조금씩 변해 왔어. 예전에는 여자가 정치에 참여할 수 없는 게 당연하다고 여겨졌지만 지금은 누구든 정치에 참여할 수 있게 됐어. 또 남자는 무조건 밖에서 일해야 한다는 생각이 당연했던 때도 있었지만 지금은 남자가 집에서 아이를 돌보고 살림해도 전혀 이상하지 않아.

이처럼 우리 사회는 성별에 따라 차별하지 않는 세상으로 변화하고 있어. 하지만 이런 변화가 모든 사람에게 받아들여지는 건 아니야. 그래서 아직도 성별을 앞세워 어떤 일을 강요하거나 금지하는 일이 있어. 그런 갈등 때문에 누군가는 원하는 일을 하지 못하거나, 반대로 원하지 않는 일을 억지로 하기도 해. 이런 갈등은 결국 사회 전체의 손해로 이어지지. 우리, 이런 어리석은 선택은 하지 않도록 하자. '당연히', '항상' 같은 말로 시작하지 말고 '어떻게 하면 좋을까?'라는 말로 대화를 시작해 보면 어떨까?

일상 속 성차별 언어 찾기

자주 쓰는 말 중에 성별을 차별하는 표현은 없는지 생각해 봐. 만약 그런 표현이 있다면 어떻게 바꾸면 좋을지 함께 이야기해 보자.

○ 사용하던 말: 남자답게 행동해.
○ 문제점: 남자는 용감하거나 강해야 한다는 고정 관념
○ 바꿔 쓸 표현 예시: 자신 있게 행동해 봐.

○ 사용하던 말: 여자가 왜 이렇게 시끄러워?
○ 문제점: 여자는 조용해야 한다는 고정 관념
○ 바꿔 쓸 표현 예시: 조금만 조용히 해 줄래?

○ 사용하던 말: _____
○ 문제점: _____
○ 바꿔 쓸 표현: _____

6. 쿵쿵! 내 심장

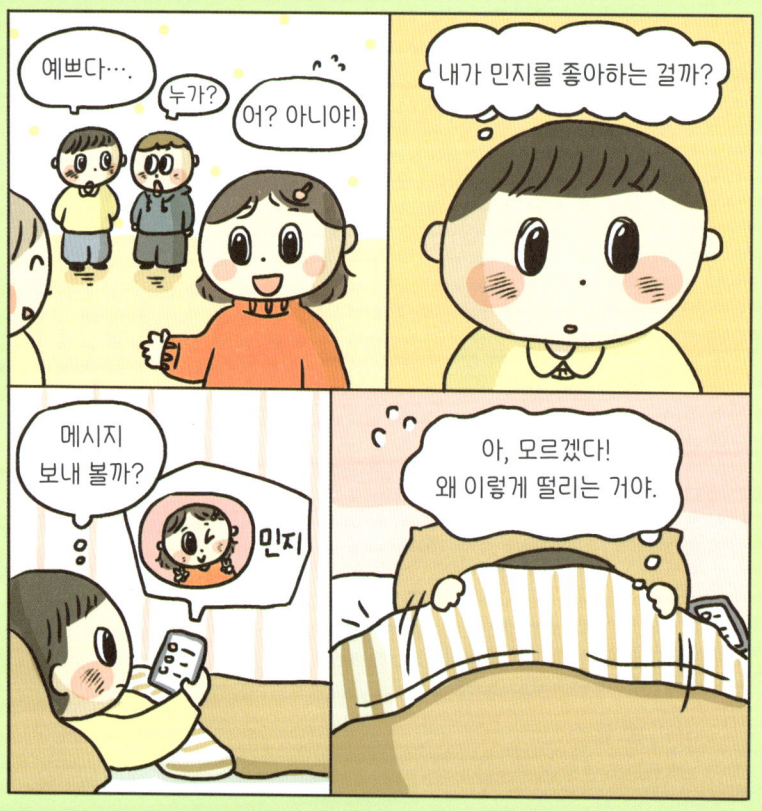

누군가를 생각하면 두근거리는 이 마음,

처음이야. 이게 사랑일까?

내 마음 들여다보기

'와, 이거 ㅇㅇ가 좋아하겠다.', '이거, △△한테 잘 어울리겠네.', '여기 □□랑 꼭 와 봐야지.' 이런 생각이 드는 친구가 있니? 맛있는 것, 좋은 것, 예쁘거나 멋진 걸 보면 떠오르는 친구가 있다면, 아마 그 친구와 더 특별한 사이가 되고 싶다는 네 마음의 신호일지도 몰라. 흔히 말하는 '연애 세포'가 작동하기 시작한 거지(실제로 존재하는 세포는 아니니까 오해하지는 말고!). 어제까지만 해도 그냥 친구 같던 짝에게 갑자기 특별한 마음이 생겨도 놀라거나 당황하지 않아도 돼.

조심스레 다가가기

쿵쿵거리는 심장 소리에 귀 기울이다 보면 행동도 조금씩 달라져. 그 친구 주변을 자꾸 맴돈다든지, 이유 없이 말을 건다든지, 도움이 필요해 보이면 먼저 손을 내밀고 싶어지지. 이런 네 마음이 행동으로 드러나면 누군가가 눈치챌 수도 있어. 그리고 상대도 너의 마음에 반응을 보인다면? 흔히 말하는 '썸'이 시작되는 걸지도 몰라. 자, 이제 심장 소리를 따라 움직여 볼까?

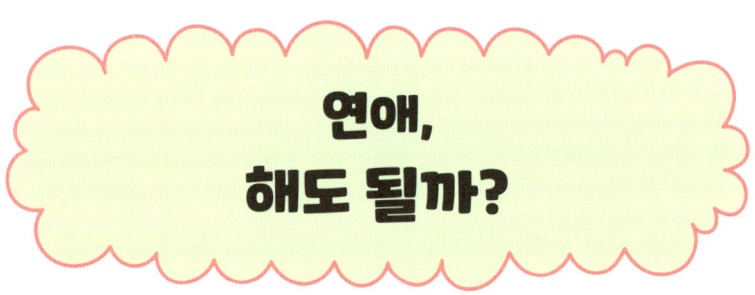

연애는 서로를 그리워하고 사랑하는 마음이야. '서로'라는 말에서 알 수 있듯, 혼자서는 할 수 없는 일이야. 마음이 통할 때 비로소 시작되는 거지.

사춘기가 되면 몸과 마음이 달라지면서 '나'보다 '너'를 더 의식하게 돼. 그렇게 네 주변에는 다양한 '너'가 생겨나. 어떤 '너'는 모든 고민을 나눌 수 있는 친구가 되고, 어떤 '너'는 꼭 이기고 싶은 경쟁자가 되지. 그러다 어떤 '너'는 네 심장을 쿵쿵 뛰게 만들기도 해. 도대체 그 '너'는 누구일까? 아니, 이런 마음을 가져도 되는 걸까?

당연히 괜찮은 마음이야. 다만 전에 느껴 보지 못한 감정이라 혼란스러울 수 있어. 그러니 마음이 들뜨더라도 상대의 마음을 함께 살펴보는 지혜가 필요해.

어제까지만 해도 아무렇지 않았던 친구가 특별해 보이거나 우연히 만난 사람에게 첫눈에 반했다면 고민이 될 거야. '내 마음을 어떻게 전하지?', '이건 어떤 마음일까?' 하고 말이야.

마음을 표현하는 일은 정말 어렵잖아! 그렇지만 누군가를 좋아하는 마음은 숨기기 어려워. 나도 모르게 바라보게 되고, 괜히 웃음이 나기도 하지. 아무 이유 없이 말을 걸고 싶고, 도움이 되고 싶어서 애쓰게 되지. 그렇게 자신의 마음을 표현하는 거야.

그런데 이런 표현이 상대에게 부담이 될 수도 있어. 그럴

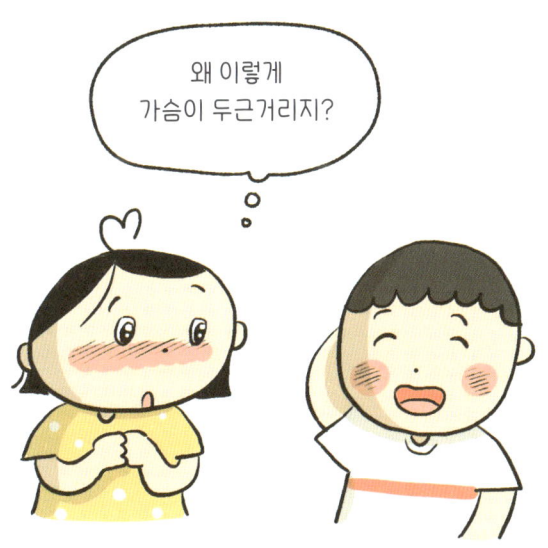

땐 슬프지만 네 마음을 강요해선 안 돼. 운이 좋다면 서로의 마음이 오가며 무언가 있는 상태, 흔히 말하는 썸(some)을 타게 될 수도 있어. 이 시간 동안 서로에 대해 조금씩 알아 가고, 네 모든 감각이 상대에게 뻗겠지.

모두가 눈치챌 정도가 되면 친구들이 이렇게 말할지도 몰라.

"ㅇㅇ랑 △△랑 사귄대! 둘이 연애한대요."

자, 너의 첫사랑이 시작된 걸 수도 있겠네. 그런데 사랑은 마음만으로 되는 게 아니야. **서로에 대한 존중, 함께 자라는 몸에 대한 이해**도 꼭 필요하지. 그러니 이 시기에 꼭 알아야 할 것들을 잘 배우고, 예쁜 사랑을 만들어 가길 바라.

혹시 누군가가 너에게 좋아하는 사람이 있다고 상담해 온다면, 장난으로 놀리거나 다른 사람에게 떠벌리는 일은 절대 하지 말자. 친구의 소중한 마음을 웃음거리로 만드는 건 진짜 친구가 아니니까. 모름지기 친구라면, 친구의 마음 정도는 지켜 줄 수 있어야겠지?

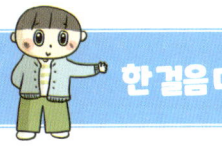 한 걸음 더

건강한 관계란 무엇일까?

서로를 존중할 때, 우리는 건강한 관계를 맺을 수 있어. 내 마음도, 상대의 마음도 소중하게 여기고, 하고 싶은 말을 솔직하게 할 수 있는 관계가 바로 건강한 관계지. 친구가 좋다거나 싫다고 말했을 때 그 마음을 존중하는 걸 '동의'라고 해. 동의란 "나는 괜찮아." 하고 스스로 허락하는 거야.

친구와 먹고 싶은 것이 있거나 가고 싶은 곳이 있을 때도 먼저 물어보고 동의를 구해야 해. 만약 억지로 하게 된다면 그건 건강한 관계가 아니야. 내가 '아니!'라고 말할 수 있는 관계, 그리고 상대방의 '아니!'도 인정해 줄 수 있는 관계가 바로 건강한 관계라는 걸 잊지 말자.

7. 헤어지자고 말하기 무서워

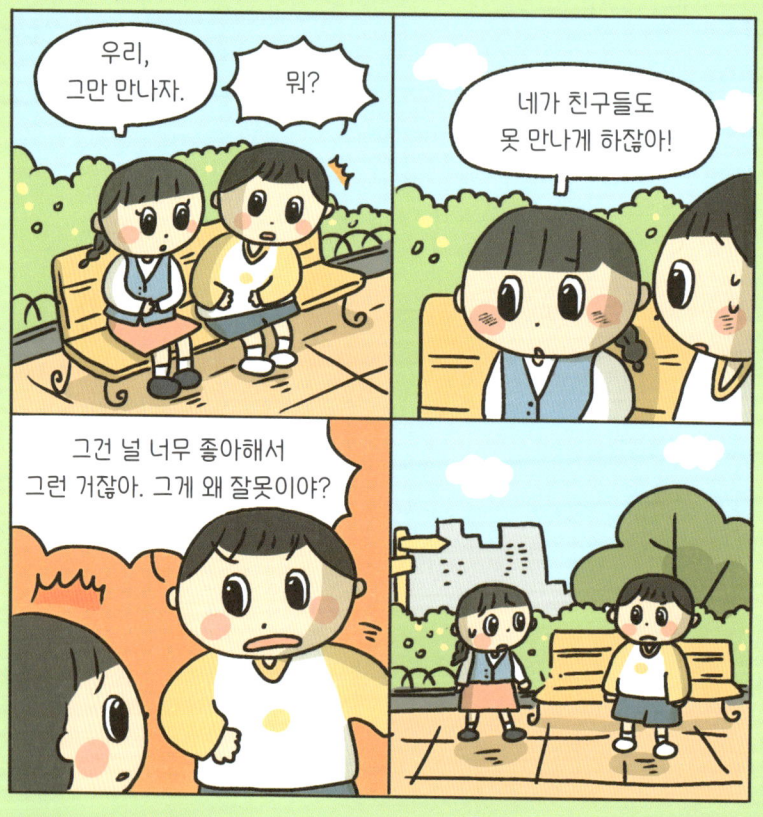

그만 만나고 싶은데 어떻게 해야 할지 모르겠어요.
조금 두렵기도 해요.

나를 아프게 하는 사랑은 멀리하기

"사랑하니까 이 정도는 괜찮잖아?", "너는 나한테 이것밖에 못 해?" 같은 말로 상대를 조종하거나 강요하는 건 사랑이 아니야. 상대를 밀치거나 때리거나 억지로 붙잡는 행동, 허락 없이 몸을 만지는 행동도 모두 교제 폭력이야. 이건 단순한 다툼이 아니라 범죄라는 걸 꼭 기억해. 지금 그런 상황이라면 관계를 끊고 너를 지킬 수 있는 방법을 어른과 함께 꼭 고민해 보자.

도움 요청하기

이별은 즐거운 일이 아니지만, 때로 우리를 더 단단하게 만들어 줘. 자신을 돌아보고, 상대를 이해하는 시간이 될 수도 있지. 그런데 이 과정에서 폭력이 일어날 수도 있어.

혹시 "이게 폭력일까?" 하는 생각이 든다면, 그냥 넘기지 말고 꼭 확인해 봐. 증거를 모으고 상담을 받는 게 중요하니까, 먼저 너를 도와줄 수 있는 어른을 찾아보자. 친구에게 이야기하고 싶겠지만, 자칫하면 일이 더 커지거나 친구들끼리 싸움으로 번질 수 있어.

상담실에서 나눈 이야기, 받은 문자나 메시지, CCTV 화면 같은 것도 모두 중요한 증거가 될 수 있어. 당장 신고하지 않더라도 나중을 위해 하나씩 모아 두는 게 좋아. 그리고 만약 네 몸이나 안전이 위협받고 있다면 망설이지 말고 112에 신고하고 상담실에도 꼭 도움을 요청해!

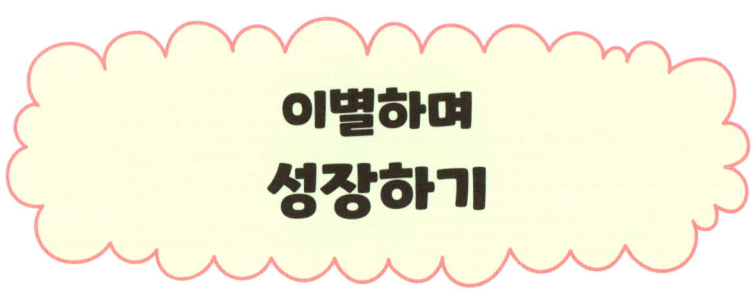

이별하며 성장하기

늦은 밤에 전화하거나 문자 보내기

상대방의 집 앞에서 무작정 기다리기

상대방이 좋아할 거라고 생각하며 선물하기

상대방의 친구들에게 지속적으로 연락하며 괴롭히기

상대방의 약점이 될 만한 것을 가지고 폭로하겠다며 협박하기

상대방의 이별 통보를 믿지 않고 찾아가서 다시 만나자고 애원하기

    이별의 순간이 오면, 너는 어떤 행동을 할 것 같아? 만약 위의 방법 중에서 하나를 고르라고 하면 아마 쉽게 고르기 어려울 거야. 왜냐하면 모두 폭력적인 행동이거든. 절대 해서는 안 되는 행동이지. 이별은 힘들고 마음이 아픈 일이지만 폭력적인 행동은 사랑했던 사람을 괴롭히고 더 힘들게 할

뿐이야.

이별은 살아가면서 여러 번 겪을 수 있어. 그럴 때마다 자신의 행동을 돌아보고 상대의 마음을 더 헤아려 본다면, 우리는 조금씩 더 멋진 사람으로 성장할 수 있을 거야.

하지만 안타깝게도 모든 이별이 평화롭게 끝나지는 않아. 때로는 감정이 앞서 폭력적인 행동이 나오기도 하고, 그런 행동을 당하면서도 제대로 대처하지 못할 수도 있어. '이게 폭력인가?' 하고 헷갈리면 망설이지 말고 꼭 상담을 받아 봐. 처음에는 가까운 친구에게 털어놓을 수도 있겠지. 만약 네가 이야기를 듣는 친구라면, 그 상황이 '폭력'이라는 걸 단호하게 말해 주는 게 중요해. "네가 좀 더 잘했어야지." 같은 말로 친구를 탓하지 말고, 함께 해결 방법을 고민하면서 도움을 줄 수 있는 어른이나 전문가를 찾아보는 게 좋아.

청소년사이버상담센터 1388에서는 문자나 온라인 상담이 24시간 가능해. 망설이지 말고 도움을 요청해도 괜찮아. **여성긴급전화 1366**도 24시간 상담할 수 있어. 이런 상담 서비스는 익명으로 받을 수 있으니까 걱정하지 말고 이용해 봐. 학교 상담 선생님이나 믿을 수 있는 어른에게 도움을 청하는 것도 좋은 방법이야.

이런 폭력은 이별할 때만 생기는 게 아니야. 사귀는 중에도 얼마든지 생길 수 있어. 사랑한다는 이유로 스킨십을 강요하거나, 집에 못 가게 하거나, 친구를 만나지 못하게 하거나, 너의 생각을 무시하고 비난하는 것. 이런 행동은 모두 폭력이야. 폭력은 어떤 이유로도 해서는 안 되는 행동이라는 걸 꼭 기억하자.

이별의 순간이 찾아왔을 때, 함께한 추억이라도 상대가 원하지 않는다면 SNS 흔적은 지우는 게 좋아. 그리고 새로운 취미나 운동 같은 활동으로 시간을 보내 봐. 처음에는 아프겠지만, '시간이 약'이라는 말처럼 조금씩 괜찮아질 거야. 폭력은 절대 사랑이 아니야. 사랑은 서로를 아끼고 존중하는 마음이야.

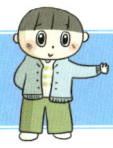 **한 걸음 더**

사귀던 친구가 이별을 말하면 어떻게 해야 할까? 어떤 말을 하면 좋을지, 어떤 말은 하면 안 되는지 생각해 보자.

✗ 이런 말은 하면 안 돼요

"왜 그래? 내가 뭐 그렇게 잘못했어?"

"그건 내가 널 너무 좋아해서 그런 거잖아."

"진심 아니지? 장난이지?"

○ 이렇게 말할 수 있어요

"그래. 힘들었다면 미안해. 네 마음을 존중할게."

"네 결정을 이해하려고 노력할게."

"우리가 서로 편하지 않았다면, 잠시 거리를 두는 게 좋을 수도 있겠네."

8. 사랑한다고 말하기 어려워

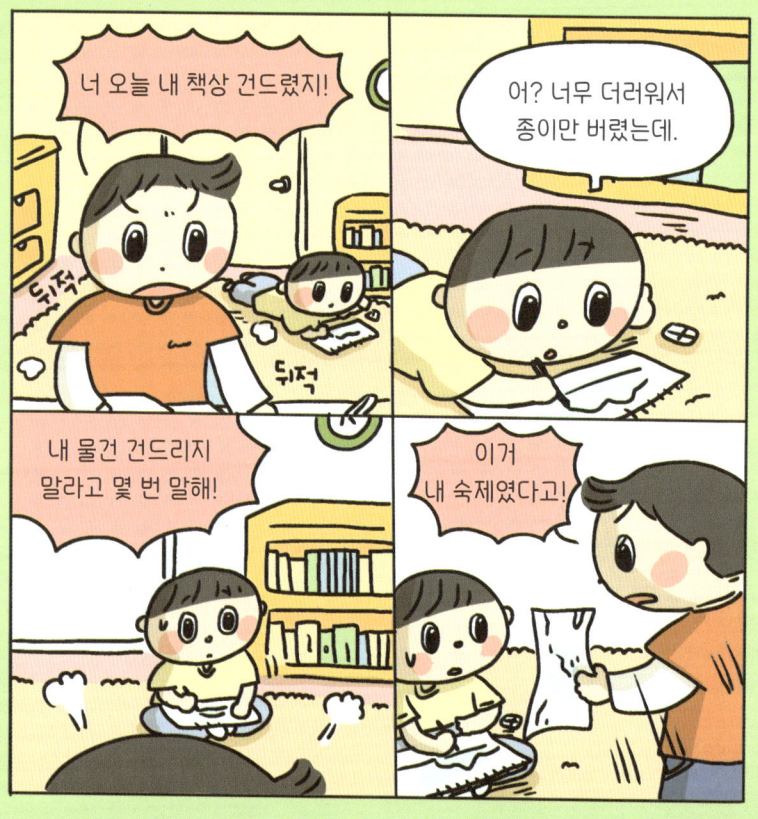

어릴 때는 동생이랑 사이좋게 지냈는데,
다시 예전처럼 돌아갈 수 있을까?

내 마음과 생각을 말하기

네 방은 너만의 공간이야. 동생이 좋은 의도로 그랬더라도 네 공간에 허락 없이 들어와 물건을 만지면 화가 날 수 있어. 그럴 때 동생에게 이유를 알려 준 적 있니? 예를 들어, "여기는 내 숙제가 있으니까 건들지 마."처럼 말이야. 앞으로는 이유를 설명하면서 부탁하는 말투로 이야기해 보자. 동생이 이유를 듣고 이해하면 앞으로 더 조심할 거야.

미안하다고 말하기

화부터 내고 나서야 후회가 밀려온 적, 한 번쯤 있을 거야. 먼저 미안하다고 말하면 자존심이 상하는 것 같고 그렇다고 아무 말도 안 하자니 어색하고 찜찜하기만 하지. 하지만 네가 잘못한 게 있다면 먼저 인정하고 사과하는 게 더 멋진 태도야. 특히 가족이나 친구에게는 말이야.

부끄러워하지 말고 사랑을 표현하기

누군가가 무심코 한 말 때문에 마음이 아팠던 경험이 있을 거야. 그런 기억은 오랫동안 기억에 남아서 쉽게 사라지지 않아. 그 상처를 덮어 줄 수 있는 말은 '사랑'뿐이야. 사랑하는 사람에게 사랑한다는 말을 아껴야 할 이유는 없어. 이제 부끄러워하지 말고 "사랑해"라고 말해 보자.

사랑을 표현할 줄 아는 사람

모두가 그런 건 아니지만, '가족'은 아무런 이유나 대가 없이 너를 응원해 주는 사람들이야. 네가 세상에 태어난 순간부터 지금까지 모든 순간을 함께한 사람들이고, 특별한 이유 없이 **너를 사랑하는 존재들**이기도 해.

그런데 사춘기가 되면 가족의 관심이 간섭처럼 느껴질 때가 있어. 사랑이 담긴 말보다는 짜증 섞인 말을 더 자주 하게 되지. 그런 말은 가족에게 상처가 되고, 결국 그 상처는 너에게 부메랑처럼 돌아올지도 몰라. 서로를 이해하지 않고 자기 입장만 내세우면 싸움이 커지고, 그 끝엔 불편함만 남게 돼. 그렇게 상처를 주고받다 보면 결국엔 대화도, 이해도 사라질 수 있어. 하지만 이런 변화는 네 잘못이 아니야. 누구나 겪는 일이고 시간이 지나면 조금씩 괜찮아져.

앞서 말했듯이 사춘기는 아주 큰 변화의 시기야. 네 몸은 지금 어린아이에서 어른으로 바뀌고 있어. 이 변화를 만드는 호르몬도 함께 요동치고 있지. 쉽게 말하면 안정적이던 호르몬의 균형이 깨지고 새롭게 만들어지고 있는 거야. 이건 어른이 되어 가는 우리 몸의 자연스러운 성장 과정이야. 몸뿐만 아니라 마음에도 큰 변화가 생겨. 기분이 오르락내리락하고, 설명하기 힘든 짜증이나 분노가 생겨나기도 해.

그럴 땐 우선 천천히 생각해 보는 연습이 필요해. 누군가에게, 특히 가족에게 험한 말을 내뱉기보다는 지금 느끼는 감정을 솔직하고 차분하게 표현해 보는 거야. 예를 들어,

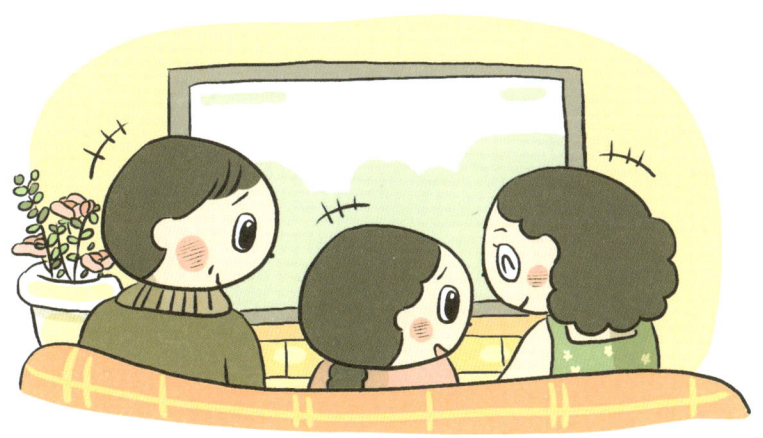

"xx, 짜증나!" 같은 말은 네가 어떤 기분인지, 왜 힘든 건지 제대로 전달하지 못해. 무시당해서 짜증이 났는지, 하기 싫은 일을 억지로 해서 그런 건지, 그 이유를 먼저 스스로 알아보는 게 중요해. 그러려면 잠시 한발 물러서서 생각하는 여유가 필요하지. 물론 처음에는 쉽지 않을 거야. 어른들도 아직 잘 못하는 일이야. 하지만 연습하면 조금씩 나아질 수 있어. 네 생각을 오해 없이 잘 표현하는 사람이 되기를 바랄게.

그리고 네가 꼭 알아야 할 게 있어. 사춘기를 겪고 있는 너만 힘든 게 아니라는 거야. 네 짜증 섞인 말과 분노도 가족에게 그대로 전해져. 다만 '언니, 누나, 오빠, 형, 동생, 아들, 딸, 손자, 손녀'라는 이름으로 그 힘든 시간을 묵묵히 견디고 있을 뿐이야. 그러니 가끔은 **"사랑해", "고마워"** 같은 말을 하면 좋겠어.

이상하게 사춘기가 되면 오글거린다느니, 부끄럽다느니 하면서 전에는 잘하던 사랑 표현을 아끼는데, 꼭 그럴 필요가 있을까? 고마움과 사랑을 표현하는 일이 부끄러운 건 아니잖아! 그리고 꼭 가족이 아니더라도 너를 진심으로 응원해 주는 사람들에게 그 마음을 말로 표현해 봤으면 좋겠어.

함께해요

가족과 다툰 뒤, 이렇게 말해 보는 건 어때? 상황에 맞게 내 감정을 채워 보자.

1. 엄마가 갑자기 내 방문을 열었을 때

나는 지금 _____ 기분이야.

그래서 _____ .

예) 나는 지금 속상한 기분이야. 그래서 말을 잘 못 하겠어.

2. 아빠가 내가 기분이 안 좋은 걸 모르고 잔소리했을 때

그렇게 말하니까 _____ .

사실은 _____ 해서 그랬어.

예) 그렇게 말하니까 무시당하는 것 같았어. 사실은 학교에서 안 좋은 일이 있어서 그랬어.

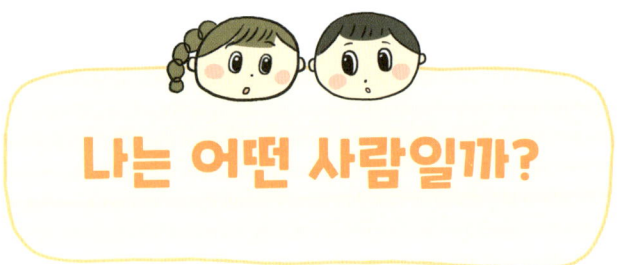

나는 어떤 사람일까?

많은 사람이 세상에서 가장 소중한 존재는 '나'라고 말해. '나다움'이라는 말도 바로 그 '나'의 소중함을 뜻하는 거야. 그런데 너는 너 자신에 대해 얼마나, 또 어디까지 알고 있니? 좋아하는 음식이나 연예인뿐 아니라 어떤 순간에 기쁘고 즐거운지, 어떤 일을 할 때 행복한지 생각해 봐. 나를 더 잘 알고 싶다면 매일 나에게 질문하고 답하는 연습을 해 보는 게 좋아.

질문은 어렵지 않은 것부터 시작하면 돼. 예를 들어, "오늘 기분은 어땠어?"처럼 가볍게 물어보는 거야. 어떤 질문을 할지 잘 떠오르지 않으면 아래의 목록을 참고해도 좋아. 아! 질문에는 정답이 없으니까 편하게 대답하면 돼. 질문을 많이 할수록 나에 대해 더 잘 알게 될 거야.

1. 오늘 가장 많이 한 말은 뭐야?

2. 오늘 나를 웃게 한 일은 뭐야?

3. 하루 종일 해도 지겹지 않을 것 같은 일은 뭐야?

4. 요즘 가장 자주 하는 생각은 뭐야?

5. 내가 정말 좋아하는 사람은 누구야? 어떤 점이 좋아?

6. 내가 가장 잘하는 건 뭐야?

7. 나에게 힘이나 용기를 주는 사람은 누구야? 왜 그렇게 느껴?

당당하고 나답게 자랄 거야

1판 1쇄 발행일 2025년 9월 22일

지은이 정수임
그린이 김재희

발행인 김학원
발행처 휴먼어린이
출판등록 제313-2006-000161호(2006년 7월 31일)
주소 (03991) 서울시 마포구 동교로23길 76(연남동)
전화 02-335-4422 **팩스** 02-334-3427
저자·독자 서비스 humanist@humanistbooks.com
홈페이지 www.humanistbooks.com
유튜브 youtube.com/user/humanistma
인스타그램 @human_kids

편집주간 황서현 **편집** 윤채완 **디자인** 기하늘
용지 화인페이퍼 **인쇄** 삼조인쇄 **제본** 해피문화사

글 ⓒ 정수임, 2025
그림 ⓒ 김재희, 2025

ISBN 978-89-6591-640-6 73510

- 이 책은 저작권법에 따라 보호받는 저작물이므로 무단 전재와 무단 복제를 금합니다.
- 이 책의 전부 또는 일부를 이용하려면 반드시 저작권자와 휴먼어린이 출판사의 동의를 받아야 합니다.
- **사용 연령 8세 이상** 종이에 베이거나 긁히지 않도록 조심하세요. 책 모서리가 날카로우니 던지거나 떨어뜨리지 마세요.